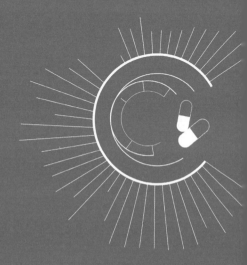

U0257676

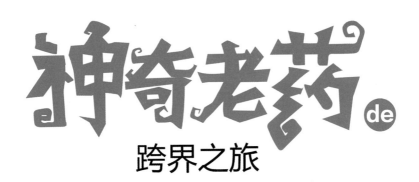

神奇老药de
跨界之旅

王红阳◎主　编

陈　磊　陈　瑶◎副主编

上海大学出版社

图书在版编目（ＣＩＰ）数据

神奇老药的跨界之旅 / 王红阳主编 . —— 上海：上
海大学出版社 , 2023.11
ISBN 978-7-5671-4655-6

Ⅰ . ①神… Ⅱ . ①王… Ⅲ . ①临床药学 Ⅳ . ① R97

中国版本图书馆 CIP 数据核字 (2022) 第 243948 号

责任编辑　陈　露
书籍设计　缪炎栩
技术编辑　金　鑫　钱宇坤

神奇老药的跨界之旅

王红阳　主编

出 版 发 行　上海大学出版社出版发行
地　　　址　上海市上大路 99 号
邮 政 编 码　200444
网　　　址　www.shupress.cn
发 行 热 线　021-66135109
出 版 人　戴骏豪

印　　　刷　上海颛辉印刷厂有限公司印刷
经　　　销　各地新华书店
开　　　本　890mm×1240mm　1/32
印　　　张　8.75
字　　　数　225 千
版　　　次　2023 年 12 月第 1 版
印　　　次　2023 年 12 月第 1 次
书　　　号　ISBN 978-7-5671-4655-6/R·24
定　　　价　80.00 元

编委会

主　　编　王红阳

副 主 编　陈　磊　陈　瑶

编　　者　（按姓氏笔画排序）

陈　磊　陈　瑶　储智勇　崔笑雯　董立巍

蒋添翼　李　园　林云凯　吕桂帅　吕洪伟

沈　皓　孙铭娟　田雅婷　汪凯婷　王梁华

杨　文　杨成芳　于　晗　郑龙轶

绘　　图　（按姓氏笔画排序）

葛曼悦　扈煜婕　林诗祺　刘蓝天　石　兼

谭欣然　童启聆　张艺驰　张宇航　竺孟琁

参加校对者　（按姓氏笔画排序）

徐　莹

序

　　这部书以药物健康指导为目标，采用漫画插图等形式，深入浅出地讲述了临床使用广泛、百姓熟知的经典老药的创新之旅，拓展对老药使用新价值的认知。该书的一大特色在于它涵盖了王红阳院士团队围绕其科学研究领域相关创新发现展开成果的科学普及，重点介绍了代表性的经典老药在抗肿瘤治疗中的新用途及注意事项，药物使用上具有很强的科学依据和指导意义。该书兼顾专业与非专业人士共读需求，读者覆盖面广，兼具很强的可读性、科学性和趣味性；有望为广大群众和医务工作者间架起科学用药的桥梁，在推动科研人员参加科普活动的同时，立体、全方位地向人民群众传播科学药学知识，为广大群众科学用药环节保驾护航。

中国工程院院士

总所周知，新药的研发历时长、难度大、成本高，还存在老药安全性不甚明确的问题。"老药新用"又称为药物重新定位、重新分析或重新开发（drug repurposing, or drug repositioning），是在已经批准或研究中的药物现有适应证之外开发新用途的一种策略，对于制药行业和医学界来说，都是一种越来越重要的战略和方向。相比重新开发新药而言，老药新用可以大大缩短研发周期，降低成本和风险，并有利于提高新药研发成功率，已受到特别关注。

本书选取了临床使用广泛、百姓熟知的常用老药：二甲双胍、维生素C、阿司匹林、小檗碱、烟酰胺腺嘌呤二核苷酸、硼替佐米、海洋毒素7种，分别介绍其常规用途，重点深入介绍了它们在抗肿瘤治疗中的新用途及注意事项；其中不仅涵盖了我们团队多年来的系统性研究发现和重大科技成果，还整合了它们在肿瘤学领域的最新研究进展，以期拓宽其用于肿瘤和其他相关疾病的治疗，为"老药新用"研究与实践提供新思路、新策略。

本书还通过创意制作了"老药新用"的科普漫画，将晦涩难懂的药学药理知识转化成老百姓"看得懂、用得上"的科普内容，在为病人用药指导解惑的同时使安全、经济、合理用药知识在全社会得到推广宣传；同时传播最新国内外相关研究进展，为广大群众和医务工作者间架起了科学用药的科普桥梁，使医务工作者、科普工作者共同参与，立体式、全方位的向民众传播药学的科普知识。

中国工程院院士、发展中国家科学院院士

CONTENTS 📱
目 录

"跨界药物"
阿司匹林
的前世与今生

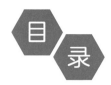

目 录

导语 →

- 阿司匹林是一种历史悠久的非甾体抗炎药，最早用于镇痛、抗炎和退热。现在主要作为抗血小板聚集的药物，被广泛用于预防心脑血管疾病等。
- 随着研究的深入，发现阿司匹林在肿瘤、肺结核等疾病的治疗方面有许多新的用途。
- 阿司匹林并不是"万能药"，也有副作用和禁忌人群，需在医师指导下使用。

一、从柳树皮到水杨酸——阿司匹林的封神前传

对于医药界来说，阿司匹林绝对是当之无愧的传奇药物，而它光鲜亮丽的背后却有着一段跌宕起伏的故事。公元前 400 年，希腊医生希波克拉底（Hippocrates）给妇女服用柳叶煎茶来减轻分娩的痛苦，并提出了咀嚼柳树皮干治疗发热和炎症性疼痛的疗法。1763 年，牛津大学的爱德华·斯通（Edward Stone）用晒干的柳树皮磨粉，成功治疗了50 位风湿热患者。在中医学中，柳枝也是一味重要的中药材，可用于风湿痹疼、风疹瘙痒、黄疸等。不难看出，柳树在古代的医术中扮演着重要的角色，在退烧和镇痛上有着不小的功劳，但人们并不知道是什么物质在体内起效。直到 19 世纪，随着有机化学的建立，意大利和德国的科学家才确定并提炼出柳树皮中的活性成分，即水杨酸。然而水杨酸作为药物并不成功，作为一种有机酸，它极为难吃，并且对胃的刺激很大，服下会有反胃吐酸水等副作用。1897 年，德国医药公司拜耳的化学家费利克斯·霍夫曼（Felix Hoffman）给水杨酸分子加了一个乙酰基，发明了乙酰水杨酸，并命名为阿司匹林，有效降低了水杨酸的副作用。后续有研究表明，乙酰基也可能起到了重要的作用，阿司匹林能抑制前列腺素和血栓素，是因为它能不可逆地失活合成前列腺素和血栓素所需的环氧化酶（cyclooxygenase，COX）。阿司匹林能使 COX 活性位点中的一个丝氨酸残基乙酰化，这种乙酰化作用可以解释一些阿司匹林的功效 [1,2]。其实早在 1853 年，法国化学家查尔斯·格哈特（Charles Gerhardt）就已经首次合成了乙酰水杨酸，只可惜并没有

5

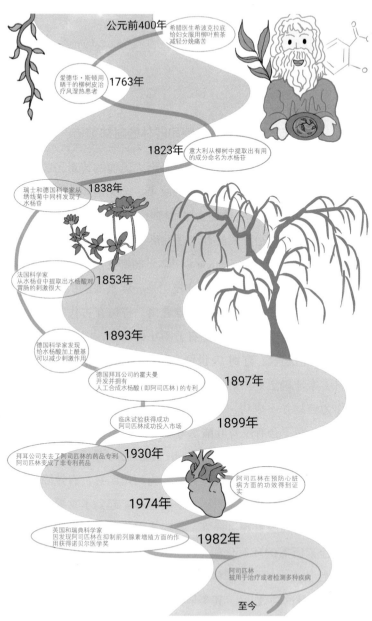

图 1-1 阿司匹林的研究史

受到广泛关注。1899 年阿司匹林的临床试验获得成功并投入市场，到目前为止已应用百年，成为医药史上三大经典药物之一，至今仍是世界上应用最广泛的解热、镇痛和抗炎药，每年的消费量约 40,000 吨，相当于每年服下 1500 亿片阿司匹林。阿司匹林位列于世界卫生组织基本药物标准清单之中，作为比较和评价其他药物的标准制剂。

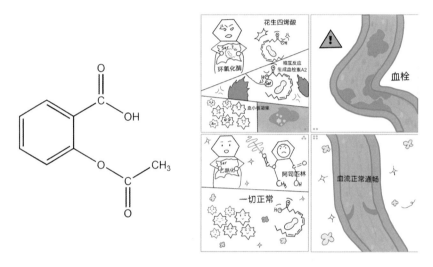

图 1-2 阿司匹林化学式与经典作用机制

二、老药新用——盘点阿司匹林的十大新功效

如今，阿司匹林几乎被认为是一种"可以制造奇迹的药物"。它不仅具有卓越的消炎、解热、镇痛和抗风湿能力，如头痛、神经痛及肌肉酸痛效果较好，也用于流行性感冒等发热疾病的退热等，还可用于预防心血管疾病，如防止血栓形成、预防冠心病和脑卒中等，临床上用于预防短暂脑缺血发作、心肌梗死、人工心脏瓣膜或其他手术后血栓的形成。同时最新研究表明其还有抗糖尿病性心脏病、抗老年痴

呆症和抗肿瘤等作用。随着研究的深入和广泛应用，阿司匹林的功效在越来越多的疾病中得到验证，下面将对阿司匹林的十大新效用进行总结。

▶ 1. 防治肿瘤

　　阿司匹林的防癌抗癌作用目前已得到大量研究的证实。早在 1988 年，澳大利亚的一项病例对照研究就显示阿司匹林具有预防癌症的能力 [3]。近二十年来，关于阿司匹林防癌抗癌的研究更是层出不穷，目前至少已有上百个观察性研究得出了阳性结果 [4,5]。2007 年，美国开展的一项研究在对 8 万名女性护士队列随访 24 年后，证实阿司匹林可以显著降低癌症相关死亡风险 [6]。2012 年，*The Lancet* 杂志的一期中同时刊登三篇关于阿司匹林防治癌症的研究，再次为阿司匹林的抗癌作用提供了有力证据。研究证实每日服用 75~300mg 阿司匹林，可

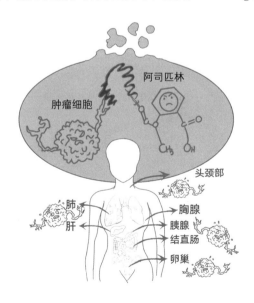

图 1-3 阿司匹林参与防治多种类型肿瘤

8

以降低多种癌症发生率，并且改善癌症患者的预后。其中，癌症转移率降低40%~50%，癌症发病率降低25%~43%，癌症相关死亡率降低15%~60%[7-9]。研究还发现，阿司匹林的抑癌效果与肿瘤类型、阿司匹林的剂量、持续服用时间有关。它对食道癌、肠癌、胆道癌、胃癌等消化系统癌症的防治效果最好，对肺癌、前列腺癌和乳腺癌等亦有效。

以上研究只是阿司匹林抗癌研究的冰山一角，虽然阿司匹林对癌症的防治效果已经得到学界公认，但是对于其在不同肿瘤中的效应和作用机制仍然存在很多盲区。下面我们对阿司匹林在不同癌症中的作用及其相关机制逐一简要说明。

（1）肝癌

肝癌是原发于肝脏的上皮恶性肿瘤，早期一般没有症状或症状不明显，大多数患者病症出现时已处于中晚期。我国是全球肝癌发病率最高的国家，每年新增和死亡的患者数约占全球一半。肝癌的发病机制非常复杂，其中病毒性肝炎感染，尤其是乙型肝炎和丙型肝炎，可能是导致我国肝癌发病率居高不下的主要原因。目前晚期肝癌治疗手段匮乏，缺少能够显著延长患者生存期的有效药物和技术。其中索拉非尼是美国食品药品监督管理局（Food and Drug Administration，FDA）唯一批准的晚期肝癌的靶向治疗药，但其有效率不高，且副作用很大，故患者总的生存获益并不理想。

2018年，美国麻省总医院的研究人员在 *JAMA oncology* 杂志上发表了一项多中心研究，在多个前瞻性的全国性队列中，研究阿司匹林使用剂量和持续时间与原发性肝癌风险之间的关系，研究队列的随访时间长达26年。结果显示，经常服用普通剂量阿司匹林（≥2片标准325 mg片剂/周）的人群比非经常使用阿司匹林人群的原发性肝癌的发生风险更低。服用阿司匹林时间较长的人群（≥5年），相对风险下降更为明显（降低 59%）。但是服用非阿司匹林类非甾体抗炎药并没有发现类似的关联性 [10]。2020 年，*The New England Journal of Medicine* 杂志刊登了美国麻省总医院和瑞典卡罗林斯卡学院共同进行的一项研究，再次证实长期服用低剂量阿司匹林的人群因肝癌或肝癌相关疾病而死亡的风险更低 [11]。

众所周知，病毒性肝炎是肝癌的最主要危险因素。患有乙型肝炎或丙型肝炎人群的肝癌的发生率和肝癌相关死亡率远远高于正常人群。抗病毒治疗可以有效降低肝癌发生率和肝癌相关死亡风险，但其副作用较大且费用较高。研究人员分析了来自瑞典 50275 名患有慢性病毒性肝炎的成年人的流行病学资料。结果显示，服用小剂量阿司匹林（<163mg/ 天）的患者比未服用阿司匹林的患者的肝癌发生率更低（4.0% vs 8.3%），肝癌的相对死亡风险降低 31%。该研究还发现，低剂量阿司匹林的服用时间越长，获益越大。与短期（3 个月 ~1 年）服用人群相比，服用 1~3 年人群的肝癌相关死亡风险下降 10%，服用 3~5 年人群的肝癌相关死亡风险下降 34%，服用 5 年以上人群的肝癌相关死亡风险下降 43%。此外，与未服用阿司匹林的人群相比，服用阿司匹林超过 10 年人群的肝脏相关疾病死亡率（如肝衰竭等）更低（11.0% vs 17.9%）。由于阿司匹林的抗凝作用，长期服用阿司匹林导致的心脑血管出血风险被认为是限制其使用的主要原因。但是，在该研究人群中，无论性别、肝炎的严重程度或肝炎病毒的类型，服用阿司匹林并没有增加人体内出血的风险。这进一步提示了长期使用阿司匹林的安全性，为推广其抗癌作用提供了有力证据。

阿司匹林抑制肝癌发生发展的机制尚不完全清楚，目前的研究表明主要包括以下途径：① 通过减少葡萄糖的摄取，抑制肝癌细胞的增殖 [12]。②通过抑制肝癌细胞中异常的脂质代谢阻断肝癌的发生发展 [13]。③通过减少胶原蛋白沉积抑制肝肿瘤的生长 [14]。④ 阿司匹林联合二甲双胍治疗可作用于增殖期肿瘤细胞，使其细胞周期停滞并且诱导凋亡。此外，阿司匹林联合二甲双胍治疗还可以抑制肝癌细胞 HepG2 的转移潜能[15]。⑤ 阿司匹林可以阻断细胞因子白介素 6（interleukin 6，IL-6）诱导的 p53（人体重要的抑癌基因）表达下调，从而稳定 p53 的表达，抑制肝脏慢性炎症过程中的癌症发生风险[16]。

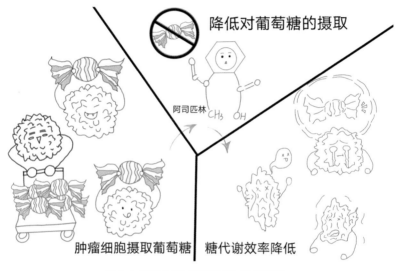

图 1-4 阿司匹林可降低肿瘤细胞糖代谢

（2）卵巢癌

卵巢癌发病率居女性生殖系统恶性肿瘤第 3 位，但死亡率却是妇科恶性肿瘤之首。由于卵巢癌早期症状容易被忽略，也难以跟其他症状区分，导致许多患者确诊时已经是晚期，目前也尚无有效的预防措施，因此被称为"沉默的杀手"。

2014 年，一篇发表在 *Journal of the National Cancer Institute* 杂志上的研究显示，每周至少服用一次阿司匹林的女性患卵巢癌的风险比那些较少服用阿司匹林的女性降低 10%[17]。在该研究中，美国国家癌症研究所和莫菲特癌症中心的科学家们分析了全世界 13 个研究队列的数据，共纳入 7776 名卵巢癌女性患者和 11843 名健康女性。通过对她们服用阿司匹林和其他非甾体抗炎药的情况进行分析，虽然这一差异结果并没有统计学意义，但是该研究首次揭示了阿司匹林与卵巢癌风险较低之间的相关性。

2018 年，*The Lancet Oncology* 杂志发表了一项大型前瞻性研究，再次明确了阿司匹林在卵巢癌的作用[18]。研究通过对护士健康研究（NHS）和护士健康研究Ⅱ（NHSⅡ）队列中确诊为卵巢癌的患者数据进行分析，发现服用阿司匹林及其他非甾体抗炎药患者的生存率提高了 30%。

同样在 2018 年，*JAMA Oncology* 杂志发表的一项由哈佛大学公共卫生学院牵头的研究显示，与那些没有定期服用阿司匹林的女性相比，定期服用低剂量阿司匹林（≤ 100mg）的女性患卵巢癌的风险降低了 23%，但标准剂量阿司匹林（325mg）与卵巢癌风险则无相关性。研究还发现长期大量使用非阿司匹林类非甾体抗炎药可能会增加患卵巢癌的风险[19]。

目前研究认为，阿司匹林主要通过以下途径抑制卵巢癌的发生发展：①通过抑制血小板（血液组分之一，职责是止血）聚集降低卵巢癌细胞的侵袭性[20]。1/3 的卵巢癌患者有血小板增多症（一种血小板异常升高的疾病），并且越来越多的证据表明血小板可能在卵巢癌生长、血管生成和转移中起作用；②可通过抑制 COX-1 和 COX-2 酶阻断花生四烯酸转化为促炎前列腺素 E2（prostaglandin E2，PEG2）和血栓素 A2（thromboxane，TXA2）。之前已有综述总结过前列腺素可能参与促进癌细胞（特别是结肠癌、胃癌和乳腺癌）的生长和扩散；③通过阻断表皮生长因子（epidermal growth factor，EGF）依赖的蛋白激酶 B（protein kinase B，PKB，又称 Akt）和细胞外信号调节激酶（extracellular

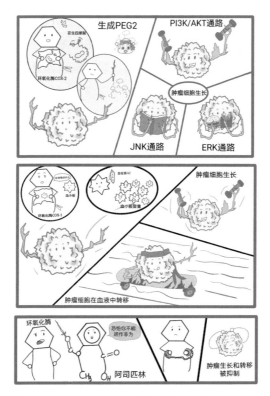

图 1-5 阿司匹林通过抑制 COX-1/TXA2 通路抑制肿瘤生长和转移，通过抑制 COX-2/PEG2 阻断促癌细胞通路（PI3K/AKT、JNK 和 ERK），从而抑制肿瘤细胞生长

signal-regulated kinase，Erk）的活化，从而抑制卵巢癌细胞的活力[21]。

（3）乳腺癌

乳腺癌是全球女性常见的恶性肿瘤之一，被称为威胁女性健康的"头号杀手"。近年来，乳腺癌的发病率和死亡率都呈上升趋势，而且发病越来越年轻化，目前能够有效预防乳腺癌的措施不多，防治形势十分严峻。

2017 年，一项发表在 *Breast Cancer Research* 杂志的研究中，科研人员通过对加利福尼亚教师研究队列进行跟踪调查后发现，日常服用低剂量的阿司匹林能够降低乳腺癌发病风险[22]。该项目从 2006 年开始对 57164 名女性教师进行了长达 7 年的跟踪随访，主要采集关于身体健康和生活习惯等方面的各种信息，包括阿司匹林等非甾体抗炎药的使用剂量和次数。研究结果显示，每周服用 3 次以上低剂量阿司匹林的女性患上乳腺癌的风险降低了 16%，有趣的是服用高剂量阿司匹林对乳腺癌的风险没有影响。这可能是由于高剂量阿司匹林主要用于治疗头痛或其他疼痛，通常是短期使用，疼痛缓解即停止使用；而低剂量阿司匹林一般用于防治心血管疾病或其他疾病，故需要长期服用。

2019 年，美国癌症协会期刊 *Cancer* 发表了一篇研究报告，第一次发现阿司匹林对乳腺癌的防治效果受到乳腺肿瘤组织和外周血循环肿瘤细胞中的 DNA 甲基化的影响[23]。甲基化是一种化学修饰，其中甲基的作用类似于 DNA 分子上的开关，可以开启或关闭一些遗传活动。该团队分析了长岛乳腺癌研究中 1266 名患乳腺癌的女性的数据，结果显示，诊断前 6 周内每周至少使用一次阿司匹林并且乳腺癌基因 1（breast cancer 1，BRCA1）启动子存在甲基化的患者，乳腺癌术后的死亡率提高了 67%。而 BRCA1 和孕酮受体（progesterone receptor，PR）基因启动子不存在甲基化的患者，使用阿司匹林后乳腺癌死亡率降低 22%~40%。这些结果表明了肿瘤组织和外周血 DNA 中的甲基化修饰对使用阿司匹林治疗乳腺癌的效果有影响。

阿司匹林降低患乳腺癌的风险一部分可能是通过减少炎症，降低循环性激素水平，还有可能是由于阿司匹林是一种较弱的芳香酶抑制剂。由于芳香酶抑制剂可以降低绝经妇女血液中雌激素的水平，临床上常用强力的芳香酶抑制剂来治疗乳腺癌。因此，阿司匹林也可能通过抑制芳香酶发挥抗乳腺癌作用。

（4）结直肠癌

结直肠癌是胃肠道中常见的恶性肿瘤，随着生活方式及饮食结构的改变，结直肠癌高发的问题越来越突出，40 岁以下的人群患结直肠癌的比例约占总患病人数的 20%，而且有进一步上升的趋势。结直肠癌高发病率、高死亡率日益严重威胁着人们的身心健康。

结直肠癌是目前唯一将阿司匹林纳入一级预防用药指南的一类肿瘤。早在 2007 年，美国预防服务工作组就推荐阿司匹林作为结直肠癌化学预防的药物。2020 年，英国纽卡斯尔大学约翰·伯恩（John Burn）教授团队在 *The Lancet* 杂志发表重磅研究：携带遗传性突变的肠癌高危人群，连续服用 2 年以上阿司匹林，能把肠癌的发病率降低 50%，而且这种保护作用竟然能持续 20 年之久 [24]。在该项研究中，伯恩教授将林奇综合征患者作为研究对象。林奇综合征是非息肉病性结直肠癌的代表，它是一种家族性遗传疾病，由错配修复（mis-match repair，MMR）基因种系突变引起。具有这种基因突变的人的后代罹患林奇综合征的概率高达 50%。与普通人群相比，林奇综合征患者发生结直肠癌和子宫内膜癌的风险分别增加了 80% 和 60%。研究人员将林

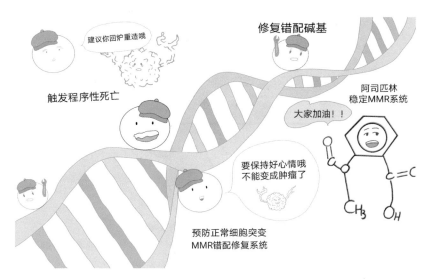

图 1-6 阿司匹林通过稳定 MMR 系统减少基因错配和细胞突变，预防肿瘤产生

奇综合征患者分为两组：第一组 427 名患者每天服用 600mg 阿司匹林，第二组 434 名患者接受安慰剂治疗，实验持续 2 年或 4 年。随访结果显示，林奇综合征患者每天口服 600mg 阿司匹林可大幅度降低患肠癌的风险；阿司匹林的保护效果，在 5 年之后才显现出来，早期观察不到；阿司匹林的保护效果持久，可持续 20 年的时间；阿司匹林似乎也对子宫内膜癌有预防作用，值得进一步研究。该项研究长达 20 年，为阿司匹林的抗癌效果提供了绝对重磅的证据。

2015 年，*Cell* 杂志发表的一项研究显示，在癌症患者接受免疫治疗的同时给予阿司匹林可以显著提高治疗效果[25]。皮肤癌、乳腺癌和肠癌细胞往往会生成大量的前列腺素 E2（prostaglandin E2，PGE2），这一分子会抑制免疫系统攻击缺陷细胞的正常反应，帮助肿瘤细胞隐藏起来，而含有阿司匹林的环氧化酶（COX）抑制剂可以阻止 PGE2 生成，重新唤醒免疫系统[26]。

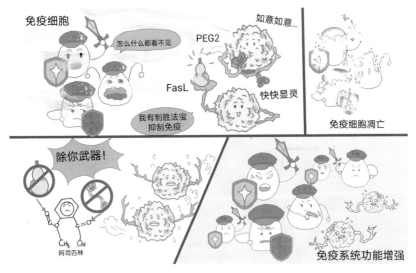

图 1-7　阿司匹林通过减少自杀相关因子 Fas/FasL 介导的免疫细胞凋亡[27] 和阻止 PEG2 生成，增强免疫系统功能

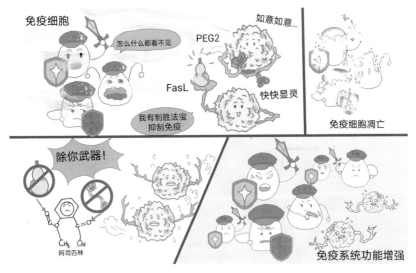

2020 年，一项发表于 *Annals of Oncology* 杂志上号称"目前最大规模的荟萃分析"表明：与不使用阿司匹林相比，阿司匹林使消化道肿瘤发病风险降低了 22%~38%[28]。除此以外，阿司匹林可以通过抑制细胞增殖调节因子哺乳动物雷帕霉素靶蛋白（mammalian target of rapamycin，mTOR）和激活能量代谢调节分子 AMP 依赖的蛋白激酶（adenosine 5'-monophosphate -activated protein kinase，AMPK），靶向细胞内能量稳态和代谢，从而抑制结直肠癌的发生发展。自噬是细胞自我降解吞食的过程，可加速新陈代谢，然而过度活跃可引起细胞死亡。mTOR 是细胞启动自噬关键的抑制性因子，可受到 AMPK 的负性调控。阿司匹林通过激活 AMPK 并抑制 mTOR 通路，增强了结直肠癌细胞的自噬作用，诱导肿瘤细胞发生自噬性死亡[29]。随着研究的深入，有研究者发现阿司匹林对结直肠癌的防治效果具有个体化差异，对于存在野生型 BRAFA 基因或突变型 PIK3CA 基因的患者（BRAFA 和 PIK3CA 均为癌基因，激活后可促使正常细胞癌变），

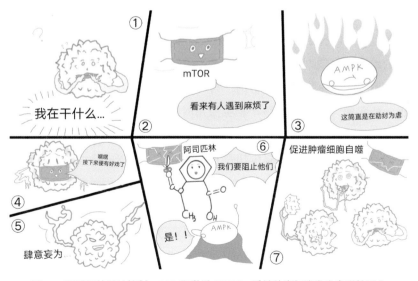

图 1-8 阿司匹林通过抑制 mTOR 和激活 AMPK，诱导肿瘤细胞发生自噬性死亡

阿司匹林的防治效果更为明显 [30~33]。还有一项刊登在 *Genome Biology* 杂志的研究发现，阿司匹林在结直肠癌中促进抑癌基因 FOXD3 的表达。而上调的 FOXD3 可转录激活长链非编码 RNA（lncRNA）OLA1P2，OLA1P2 上调会显著削弱信号转导和转录激活因子 3（signal transducer and activator of transcription 3,STAT3）致癌信号通路的活性。阿司匹林 –FOXD3–OLA1P2–STAT3 通路是阿司匹林化学预防机制的新发现 [34]。

（5）胰腺癌

胰腺癌发病隐匿，恶性程度高，各种治疗方法效果均不显著，3 年生存率仅为 15%，5 年生存率 <1%，被称为"癌中之王"。那么，当阿司匹林遇上癌中之王，会有什么样的结果呢？

2014 年，一项发表在美国癌症研究协会 *Cancer Epidemiology, Biomarkers & Prevention* 杂志上的研究证实：服用低剂量阿司匹林的时间越长，患胰腺癌的风险就越低 [35]。该研究纳入了 2005~2009 年间 30 家综合医院招募的 1052 例患者，其中胰腺癌患者 362 例。该研究中，低剂量阿司匹林定义为每天服用阿司匹林 75~325mg，通常用于心脏疾病的预防；常规剂量阿司匹林定义为每 4~6 小时服用 1 次阿司匹林，通常用于治疗疼痛或抗炎目的。与对照组相比，服用低剂量阿司匹林组的胰腺癌风险降低 48%。根据服用时间进行分析后发现，服用时间 ≤ 6 年的患者，胰腺癌风险减少 39%，而服用低剂量阿司匹林 10 年以上的患者，胰腺癌风险减少超过 60%。更让人惊讶的是，与持续使用阿司匹林的患者相比，在研究之前的两年内停止使用阿司匹林的患者胰腺癌风险增加 3 倍。

阿司匹林对胰腺癌的抑制作用主要通过抑制血小板的活化功能来实现。2016 年，*American Journal of Physiology – Cell Physiology* 杂志的一项研究显示，在胰腺癌细胞中，低剂量的阿司匹林能够抑制血小板释放生长因子，同时阻断促进肿瘤生长转移的癌蛋白信号，而只有高剂量的阿司匹林才能够有效阻断转移性结肠癌细胞的生长。同时研究者还发现，阿司匹林能够抑制血小板诱导的 c-MYC（一种癌蛋白）表达的能力[36]。

（6）头颈癌和肺癌

头颈癌是一种在头部和颈部生长的肿瘤，超过 90% 的头颈部肿瘤都是头颈部鳞状细胞癌（head and neck squamous cell carcinoma，HNSCC）。最新的数据显示，全球 2018 年新增头颈癌确诊病例约 83.5 万例、死亡病例 43.1 万例，而头颈部鳞状细胞癌（HNSCC）的发病率更是呈明显上升趋势。

2006 年，一项发表在 *JAMA Otolaryngology & Head Neck Surgery* 杂志上的病例对照研究显示，使用阿司匹林可降低头颈癌的风险，并且这种效果在低中度香烟或酒精暴露的个体中更为明显[37]。2013 年，*British Journal of Cancer* 杂志发表一项纳入了 155000 人的流行病学调查研究，认为常规使用阿司匹林可显著降低头颈癌风险 22%，可将阿司匹林作为头颈癌的化学预防剂。同时，其他的非甾体抗炎药则没有观察到这种效果[38]。2015 年，一项纳入了 2392 例头颈部及上消化道癌症病例的回顾性研究发现，阿司匹林不仅能降低头颈癌的发病率，长期服用阿司匹林还可以降低头颈部及上消化道癌症的全因死亡率[39]。在头颈部鳞状细胞癌中，PIK3CA 是最常见的突变癌症相关基因。2019 年美国加利福尼亚大学最新的一项研究表明：对于 PIK3CA 基因突变的头颈癌患者，经常（至少 6 个月）使用非甾体抗炎药，如阿司匹林、布洛芬等，他们的整体五年生存率从 25% 提高到 78%；而对于没有 PIK3CA 基因突变的头颈癌患者的生存没有影响[40]。

一项来自新加坡的病例对照研究，比较了 398 例女性肺癌患者和 814 例对照患者。结果显示，规律使用阿司匹林（一周使用 2 次以上，持续时间大于一个月）可以降低肺癌风险。并且这一现象在非吸烟者和吸烟者人群中都能被观察到。这一现象可能与环氧化酶在肺癌发生中所起的作用有关 [41]。

（7）降低肥胖相关癌症风险

随着社会经济的不断发展，肥胖症发病率在全球范围内不断提高，目前研究表明，肥胖症是肝癌、结直肠癌、乳腺癌等多种肿瘤的重要驱动因素。

2014 年，*Journal of Clinical Oncology* 杂志上发表的一篇研究发现，服用常规剂量（600mg）的阿司匹林能够降低超重的林奇综合征患者的患癌风险，但阿司匹林的保护性作用仍需要进一步验证 [42]。

同年，*Cancer Research* 杂志发表的一项研究指出，阿司匹林可以减少肥胖乳腺癌患者的复发。研究人员检测了肥胖和正常乳腺癌患者的血样，发现肥胖患者的血液增强了癌细胞生长的侵袭性。肥胖乳腺癌患者服用普通消炎药物（如阿司匹林或布洛芬），能够显著降低乳腺癌复发率 52%，使复发时间延迟 28 个月 [43]。

（8）抑制肿瘤转移

转移是恶性肿瘤重要的特征之一，是指肿瘤细胞从原发的部位扩散到身体的其他部位，并再次增殖成为肿瘤病灶，这个病灶也就称为转移灶。一般来说，肿瘤发生转移往往提示肿瘤进入了偏晚的期别，给治疗会带来一定的困难和挑战。

上皮 – 间质转化（epithelial–mesenchymal transition，EMT）在肿瘤转移中发挥重要的作用，如结肠癌在浸润过程中，肿瘤细胞逐渐失去上皮特性，同时获得间充质细胞的表型特征，EMT 赋予了肿瘤细胞转移和入侵的能力。钙黏蛋白 E（E-cadherin）广泛存在于上皮细胞中维持细胞形态和细胞黏附，但在肿瘤细胞中表达降低，肿瘤侵袭力增强。阿司匹林可增加 E-cadherin 的表达，抑制结肠癌细胞 EMT 的发生，从

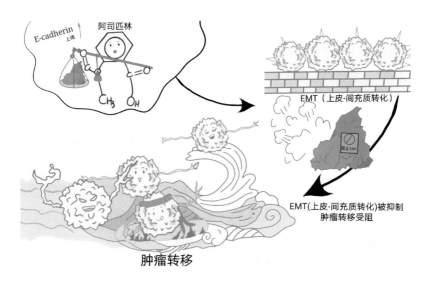

图 1-9 阿司匹林通过阻碍肿瘤细胞发生上皮－间质转化（EMT）抑制肿瘤转移

而使得结肠癌肝转移减少 [44]。

中国科学院上海药物研究所研究人员首次发现，阿司匹林通过结合调节乙酰肝素酶（与肿瘤转移密切相关）的酶活关键氨基酸位点，抑制酶功能，调控相关信号通路，从而抑制肿瘤的血管新生和转移。该研究为全面认识阿司匹林抗肿瘤作用机制提供了新的理论基础。同时，考虑到目前处于研发前沿的乙酰肝素酶抑制剂均为肝素类似物，而相关的小分子抑制剂研发工作无突破性进展，该研究也为乙酰肝素酶小分子抑制剂的研发提供了新的方向 [45]。

2019 年，*The Journal of clinical investigation* 杂志刊登了一篇文章，发现阿司匹林可以通过环氧化酶－1（COX-1）/ 血栓素 A2（TXA2）信号通路抑制血小板的聚集、内皮细胞的活化、肿瘤细胞对内皮细胞的黏附及促进转移的单核/巨噬细胞的聚焦等，使肿瘤细胞无法聚集抱团，从而降低肿瘤细胞的转移 [46]。该研究证实 COX-1/TXA2 信号通路在肿瘤转移中起到关键作用，可以作为预防肿瘤转移的新靶标，而阿司匹林是目前作用于该通路的最为成熟的药物之一。

（9）增强抗癌药物疗效

阿司匹林不仅自身在多种肿瘤中表现出抗癌作用，同时多项研究发现，将阿司匹林添加到一些现有的抗癌药物中会提高它们的疗效。

索拉非尼是最为经典的多激酶抑制剂，是肝癌等多种肿瘤靶向治疗的首选。在一项针对非小细胞肺癌的多中心Ⅲ期临床试验中，单独使用索拉非尼仅给患者带来小幅的病情改善。但是，将索拉非尼与相对较高剂量的阿司匹林组合使用以后，患者的无疾病进展时间得到延长，肿瘤复发得到抑制[47]。

研究人员还发现，在具有 RAS 基因突变的胰腺癌、结直肠癌和一小部分黑色素瘤中都能观察到这一现象。RAS 基因突变会导致癌症具有较低的靶向治疗反应性，但是这项研究结果提示，阿司匹林与索拉非尼组合使用可能会让发生 RAS 基因突变、对其他疗法不做出反应的患者受益。

2008 年和 2010 年的两篇研究都发现，联用阿司匹林可以增强组蛋白脱乙酰基酶抑制剂（histone deacetylase inhibitors，HDI）的抗肿瘤作用[48,49]。阿司匹林和 HDI 在卵巢癌等多种实体肿瘤中表现出对癌细胞的抑制作用。研究发现，阿司匹林和 HDI 联合使用时，表现出协同作用，其对

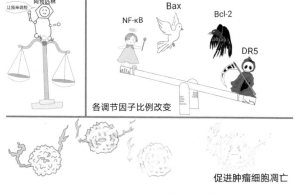

图 1-10 阿司匹林通过调节凋亡相关信号通路促进肿瘤细胞凋亡

卵巢癌细胞的抑制作用超过单独使用这两种药物。

近些年来，阿司匹林在抗肿瘤方面的作用逐渐被发现，抗肿瘤机制研究也逐步深入。除通过对 COX 作用的经典途径外，还发现了许多非 COX 途径，如抑制 EMT、诱导自噬和增强免疫系统功能等。同时还有研究表明，发现阿司匹林能够通过调节凋亡相关信号通路抑制肿瘤，如核因子 κB（nuclear factor kappa-B，NF-κB）、Bax/Bcl-2 和 TRAIL/DR5[50~54] 等。

总之，希望随着阿司匹林抗肿瘤机制研究的不断加深，早日在临床上用于肿瘤预防和规范化辅助治疗。

▶ 2. 预防艾滋病

艾滋病一种危害性极大的传染性疾病，由人类免疫缺陷病毒（human immunodeficiency virus，HIV）引起，人体感染后导致免疫系统被破坏，逐渐成为许多机会性疾病的攻击目标，进而导致各种感染或肿瘤而死亡。全球罹患艾滋病人群将近四千万，目前仍没有彻底治愈艾滋病的药物和疫苗，物理隔离仍为 HIV 预防的首要措施，无法完全满足卫生防疫的需要。一项发表在 *Journal of the International AIDS Society* 杂志的研究表明包含阿司匹林在内的非甾体类抗炎药对 HIV 的感染和传播有显著的抑制作用[55]。

我们知道病毒的感染和传播需要宿主体内易感的靶细胞，对于 HIV 来说，活化的免疫细胞就是它们攻击的主要目标。体内炎症，特别是女性生殖道内的炎症可以显著增加激活的免疫细胞数量，从而大大增加 HIV 感染和传播的概率。而对 HIV 天然不易感的女性，其生殖道往往处于一种低免疫激活状态，活化的 T 细胞明显减少，故在局部用药物诱导低炎症状态，似乎可以成为预防 HIV 的新方法。因为阿司匹林不仅廉价易得，且具有不错的抗炎作用。动物实验研究发现其在生殖道中缓释可以减少局部微环境中免疫细胞的激活。临床试验中，每日低剂量的阿司匹林可以有效减少女性生殖道中活化免疫细胞的数量，从而一定程度上抑制 HIV 的感染和传播。阿司匹林的抗炎功效，有望使它成为艾滋病防治的重要一环。

▶ **3. 治疗肺结核**

结核病是结核分枝杆菌侵入人体引起的一种慢性传染病，可在身体各个器官发病，但多发于肺部，称为肺结核。如果不能及时、彻底治疗，会对自己的健康造成严重威胁，而且还可能传染其他人，全球每年有约 200 万患者死于结核感染。肺结核主要通过呼吸道传播，结核杆菌"欺弱怕强"，入侵人体之后，如果身强力壮、免疫力强，它会被机体清除，亦可以进入休眠状态"悄悄潜伏"在人体内静候时机。一旦出现免疫力下降，免疫系统不能控制结核分枝杆菌，病原体就会扩散引起发病。*The Journal of Infectious Diseases* 杂志发表研究表明阿司匹林可以增强宿主本身对结核杆菌的免疫应答，有望治疗耐药性肺结核[56]。

在结核病发展过程中，感染常伴有血液高凝状态，从而导致深静脉血栓形成和中风的风险增加，其原因是结核杆菌感染会促进血小板活化增多，从而引发血液凝结形成血栓，血栓也为结核杆菌提供了"避难所"。结核杆菌的清除需要体内巨噬细胞和肉芽肿的形成，研究发现血小板的活化增多可以抑制巨噬细胞对结核杆菌的免疫应答，减弱免疫细胞的清除作用，为结核杆菌提供更适宜的生长环境。研究人员建立了一种斑马鱼结核感染模型，应用阿司匹林可以减轻结核感染的负荷，增强巨噬细胞的清除功能和肉芽肿的形成，同时有效抑制血小板的功能。阿司匹林有望治疗严重的肺结核感染并挽救众多患者的生命。

4.预防老年痴呆

阿尔茨海默病（alzheimer's disease，AD），大家对它更熟悉的名字是"老年痴呆症"， 是一种进行性进展的中枢神经系统退行性病变。全球目前有将近 400 万阿尔茨海默病患者，很多我们所熟知的名人，如美国前总统里根（Reagan）和英国前首相撒切尔夫人（Mrs. Thatcher），都在晚年被阿尔茨海默病深深困扰。目前 FDA 批准的用于治疗阿尔茨海默病相关痴呆症的药物很少，现有药物只能非常有限地缓解症状。2015 年， 一项发表于 *PLOS ONE* 杂志上的研究中，研究人员发现，阿司匹林的分解产物可以结合名为甘油醛 –3- 磷酸脱氢酶（glyceraldehyde–3–phosphate dehydrogenase，GAPDH）的酶类，从而有效阻断 GAPDH 进入神经元的细胞核中引发细胞死亡。GAPDH 被认为在神经系统变性疾病中扮演重要角色，如阿尔茨海默病、帕金森病和亨廷顿病等。以上提示阿司匹林和水杨酸衍生物可能适用于治疗老年痴呆等神经退行性疾病[57]。2018 年在一项刊登在 *Journal of Neuroscience* 杂志上的研究中，研究者发现阿司匹林在小鼠模型中对阿尔兹海默病疗效显著[58]。大脑中毒性 β 淀粉样蛋白异常堆积可能是诱发阿尔兹海默病的主要原因，通过在患者大脑中形成淀粉性斑块，严重损伤神经细胞之间的沟通。淀粉样斑块的形成是阿尔兹海默病的特征性病变，也作为阿尔兹海默病治疗效果的主要病理评价指标。溶酶体作为人体细胞内的"垃圾回收站"， 可通过清除自身废物维持细胞稳态。在小鼠阿尔兹海默病模型中， 阿司匹林能够通过激活溶酶体清除功能，减轻小鼠大脑中淀粉样斑块改变。同时，应用阿司匹林可以促进星状细胞摄取和降解 β 淀粉样蛋白，阿司匹林治疗一个月后，小鼠大脑中淀粉性斑块的形成显著减少，病理症状显著减轻。近些年国内一些临床研究发现，老年痴呆治疗用药方案中加入阿司匹林，疗效提升显著，建议在临床中进行推广应用 [59~61]。不过也有研究认为阿司匹林并不能用于预防老年痴呆。美国一项对 6400 名、65 岁以上的女性进行的长达 10 年的试验研究中，有一半的女性服用较小剂量的阿司匹林，另一半则服用安慰剂。每隔 2 年研究人员会对这些人的智商和其他能力进行测试，最终结果发现，两组的平均成绩都差不多，表明小剂量的阿司匹林并不能明显地减缓认知衰退。一些专家认为，小剂量的阿司匹林不足以对抗与老年痴呆相关的炎症。2020 年神经病学领域权威杂志 *Neurology* 上发表了一项小剂量阿司匹林与安慰剂对老年人事件发生率影响的研究，结果表明阿司匹林并不能有效降低阿尔兹海默病、轻度认知障碍或认知能力下降的风险 [62]。未来仍需要更深入的临床研究，进一步明确阿司匹林对于阿尔兹海默病的预防和治疗效果。

▶ 5. 帮助修复蛀牙

龋病俗称虫牙、蛀牙，但牙齿龋坏可不是因为虫子引起的，它实际上是一种以细菌为主的口腔中多种因素复合作用导致的牙体破坏性牙病。蛀牙是全球人群中最常见的牙齿疾病，细菌会引发牙齿结构的破坏，而且蛀牙的形成及随后牙齿的炎症会引发牙齿疼痛，所谓"牙痛不是病，痛起来要人命"，相信不少人都有过这种"惨痛"经历。当前治疗蛀牙的主要方法是补牙，即牙科医生利用合成材料填补牙齿中的空洞，这种材料类似于天然的牙齿结构，但治疗过程中可能需要被多次更换。研究者发现阿司匹林能够帮助恢复蛀牙引发的牙齿问题 [63]。首先阿司匹林能够增强牙齿中干细胞的功能，后者通过再生缺失的牙齿结构来帮助蛀牙的修复。低剂量阿司匹林联合干细胞治疗可显著提高牙齿的矿化作用，修复龋齿并坚固牙结构。与此同时，阿司匹林本身的抗炎镇痛作用就有助于控制牙神经炎，促使牙齿自然修复。阿司匹林作为一种潜在治疗蛀牙的药物，不仅可以延长牙齿的长期存活率，还能够节省大量医疗费用。

 6.增加怀孕概率

阿司匹林能助孕，听起来似乎有些匪夷所思，不过近十年来，阿司匹林在辅助生殖领域的应用越来越受到关注，也已然成为各大生殖中心的常用药物。助孕这种说法也并非空穴来风，一项刊登在 *The Journal of Clinical Endocrinology and Metabolism* 杂志上的研究报告显示，每日低剂量的阿司匹林或能有效帮助曾经流产过的女性成功怀孕妊娠[64]。这些因阿司匹林获益的女性机体中含有较高水平的C反应蛋白（C-reactive protein，CRP），这种蛋白是血液中能够指示机体整个系统炎症的特殊蛋白，而阿司匹林被认为能够有效中和这种炎症反应，从而更加利于女性怀孕。

阿司匹林辅助生殖的作用也不仅限于有流产史的女性。对于子宫内膜薄的女性，生殖医学界定义子宫内膜 <7mm 时为薄型子宫内膜，这种情况可引起胚胎种植失败或流产。阿司匹林可以通过改善子宫动脉血流，从而改善子宫内膜的血供，以期改善子宫内膜的状态及厚度，好比我们给干旱的稻田浇水一样。对于自身抗体阳性的女性，这些抗体可能会导致血液高凝状态、子宫内膜接受胚胎的能力下降。目前虽没有足够证据支持某种方法有效，但临床上已然观察到阿司匹林可能有效，而且联合泼尼松（一种糖皮质激素，用于抗炎、抗过敏等）等药物可能更好。卵巢过度刺激综合征是"试管婴儿"技术中的常见并发症，主要表现为腹水、高凝状态。阿司匹林的抗血小板作用可起到一定的预防卵巢过度刺激综合征的血栓形成倾向。某些妊娠期并发症，如妊娠期高血压（特别是子痫前期）、胎儿宫内生长受限等，病理机制是由于小动脉痉挛，导致血压升高，胎儿血供不良等。2017 年

发表于 *The New England Journal of Medicine* 杂志的一篇大样本研究表明，对于具有发生子痫前期的高危因素者，孕 16 周前预防性使用阿司匹林有助于降低子痫前期的风险 [65]。而且美国妇产科医师学会（The American college of obstetricians and gynecologists，ACOG）也推荐对子痫前期高危人群在孕 11~13 周开始预防性用小剂量阿司匹林。

▶ 7. 治疗多发性硬化症

一次又一次的复发，一次又一次的煎熬……因为自身免疫系统的病变，引起神经髓鞘的破损和剥落，致使脊髓、大脑及视神经功能受到损害，患者的神经系统残疾逐渐加重，丧失自理能力、失明甚至失去生命，这就是多发性硬化症（multiple sclerosis，MS）。正常情况下，人体内的调节性 T 细胞（regulatory cells，Tregs）会抑制自身免疫 T 细胞的增殖和活化，而在 MS 患者中，Foxp3+ Treg 细胞大幅减少，导致机体自身免疫 T 细胞的异常激活，故 Treg 细胞减少在 MS 发病过程中起到至关重要的作用。一项刊登在 *Science Signaling* 杂志上的研究报告中，研究人员通过小鼠 MS 模型发现，低剂量的阿司匹林可以有效抵御多发性硬化症的发生 [66]。

当小鼠服用阿司匹林后，其神经髓鞘降解的速度减慢，机体脊髓中破坏性的 T 细胞浸润水平也被抑制，从而显著缓解小鼠 MS 的临床症状，并且抑制了疾病的进展。研究进一步发现阿司匹林抑制 MS 的作用需要 Foxp3+ Treg 的存在，阿司匹林通过增加 T 细胞 FoxP3 的表达，抑制了自身免疫 T 细胞的活化。白介素 11（interleukin-11，IL-11）是重要的对抗自身免疫的免疫调节因子，主要作用是降低体内炎症水平和增加 Treg 细胞的数量，低剂量的阿司匹林可以促进体内 IL-11 的产生，从而进一步抵御多发性硬化的发生发展。当然，阿司匹林未来如果作为多发性硬化症的治疗手段，还需要更多大型研究及临床试验的验证。

▶ 8. 治疗 cGAS 介导的自身免疫病

环鸟腺苷酸合成酶（cyclic GMP–AMP synthase，cGAS）是一种 DNA 感受器，对外界的"入侵者"非常敏感，在疾病发生和治疗中扮演细胞的"守卫者"。当病毒入侵时，其所携带的遗传物质如 DNA 会不可避免地被带入到宿主细胞中，继而机体做出强烈的免疫应答，以清除病原体，甚至不惜以伤及自身为代价，这也是病毒感染导致自身免疫病的主要原因。cGAS 在疾病发生发展中扮演了重要的角色，故干预它的激活就成了治疗这一类自身免疫病的新策略。研究发现乙酰化修饰是控制 cGAS 活性的关键一步，阿司匹林可以通过抑制 cGAS 发生乙酰化，进而抑制 cGAS 的活性，避免人体做出过激反应，攻击并破坏自身组织细胞 [67]。基于此，阿司匹林有望为这一类目前无药可治的自身免疫病提供潜在的治疗方法，为饱受病痛的患者带来治愈的福音。

▶ 9. 缓解慢性阻塞性肺病

慢性阻塞性肺病（chronic obstructive pulmonary disease，COPD），简称慢阻肺，是一种常见的慢性呼吸疾病，主要由于吸烟等引起气道狭窄或肺气肿等结构改变，导致呼吸气流受阻。人们常说的"慢性支气管炎""肺气肿"就属于这个范畴。随着人口老龄化的发展，慢阻肺日益成为一个全球性的健康问题，是世界第四大致死原因，我国有近 1 亿的慢阻肺患者，是我国居民第三位主要死因。目前的治疗药物主要是支气管扩张剂和抗炎药，严重者需持续吸氧，无法完全治愈。血小板的活化会导致血管内炎症，血管内的炎症状态会减少肺部微血管的血流量，这在慢阻肺和肺气肿的发病过程中具有重要意义。众所周知，阿司匹林是目前公认的最安全有效经济的抗血小板药物，有望成为慢阻肺患者的一种安全且廉价的治疗方法。

美国 *CHEST* 杂志发表了一项超 10 年、针对高龄队列的大规模 COPD 多中心观察性队列研究，其发现定期使用阿司匹林可以减少 COPD 的中度恶化，还可以减少患者中到重度呼吸困难的发作，将阿司匹林加入到现行的 COPD 治疗策略中可能对患者的健康状况有益[68]。这一结果在气道阻塞严重的高龄患者中最为有效，且阿司匹林使用是在正常的剂量范围。阿司匹林在临床 COPD 患者中的应用可以在全身及肺局部环境中有效抑制血小板的活化，并且显著降低循环系统中促炎因子的水平，阿司匹林的抑炎效果可以减少特定 COPD 患者人群的恶化进展。这是首个针对慢阻肺与阿司匹林应用的大规模纵向研究，为慢阻肺的治疗提供了新的思路。研究结果令人鼓舞，但是观察性研究具有本身的局限性，未来尚需更多的临床试验来证明。

▶ 10. 降低糖尿病和心力衰竭患者死亡风险

我国有近 1 亿糖尿病患者和近 1000 万心力衰竭患者，这两种疾病都会增加心血管事件（如心肌梗死、卒中或心血管死亡等）的风险。阿司匹林作为一种血液稀释剂，在临床上常被建议用于心血管事件的预防。

一项美国的研究显示，对于 2 型糖尿病和心力衰竭患者来说，每天服用阿司匹林似乎可以降低死于心脏病或入院治疗心力衰竭的风险[69]。此研究对超过 1.2 万名年龄在 55 岁以上的 2 型糖尿病和心力衰竭患者的数据进行了分析，这些患者没有心脏病或中风发作史，他们中有一半人每天服用阿司匹林，另一半则不服用。经过 5 年的随访，研究人员发现，每天服用阿司匹林的患者的全因死亡率和因心力衰竭的入院率降低了 10%。糖尿病和心力衰竭会导致血液变化，更容易形成血栓，而阿司匹林会减少血小板的聚集，从而减少了引发心脏病和中风的有害血栓的形成。

另一项Ⅲ期临床试验评估了阿司匹林联用替卡格雷（抗血小板药物）对于卒中和死亡风险的效果，结果显示，在发生急性缺血性卒中或短暂性脑缺血发作后24小时内启动治疗，与单用阿司匹林相比，联用方案降低了卒中和死亡复合风险[70]。在急性冠脉综合征或有心肌梗死病史的患者中，替卡格雷联合阿司匹林也已被证实能够显著降低不良心血管事件的风险。

虽然阿司匹林可能会降低糖尿病和心力衰竭患者的死亡率，但考虑到其可能会引起胃肠反应，因此是否可以作为预防性用药还需更多临床资料的评估。

三、阿司匹林不是万能药

阿司匹林虽然"神"，但也不是百利无一害，是药就有副作用。例如，阿司匹林最常见的副作用就是出血，特别是能引起胃溃疡而导致消化道出血。目前，公认低剂量（每日75~325 mg）阿司匹林具有抗血小板聚集作用，能起到预防各种缺血性心脑血管病的作用。但随着低剂量阿司匹林在临床上的广泛应用，且多为长期服用，甚至终生应用，不良反应亦较常见。长期服用阿司匹林可引起皮下出血，甚至牙龈出血或鼻出血，老年女性尤为常见。由于阿司匹林具有抗凝血作用，会使手术出血风险加大。长期服用阿司匹林还能引起中毒，使患者出现头痛、眩晕、恶心、呕吐、听力和视力减退等症状，严重者酸碱平衡失调、精神错乱、昏迷，甚至危及生命，这些应引起广泛的重视。近些年越来越多的研究针对阿司匹林的疗效争议展开讨论。2018年，*The New England Journal of Medicine* 杂志上发表一项随机双盲临床试验，来测试阿司匹林对糖尿病人群中预防心血管疾病的功效[71]。结论是阿司匹林虽然防止了糖尿病患者出现心血管病，但是也导致了一些出血副作用，大出血风险抵消了血管获益。2019年，国际顶级医学期刊 *JAMA*

对超过 16 万人的数据系统分析得出结论，对于非心血管疾病患者而言，定期服用阿司匹林的人群严重出血事件风险增加 43%[72]。2020 年，一项发表在 *Journal of the National Cancer Institute* 杂志的关于每日小剂量服用阿司匹林对老年人癌症发病率和死亡率影响的研究提示：阿司匹林或促晚期癌症发展，老年人应谨慎服用[73]。2021 年来自比利时的研究团队首次报告了阿司匹林会大幅增加特定人群心衰风险，对于心力衰竭患者或有心力衰竭风险因素的患者，也应谨慎服用阿司匹林[74]。

或许，阿司匹林从未走上过"神坛"，始终就在"人间"。虽对阿司匹林的神化只不过是人们盲目肯定的情绪所致，但盲目否定的态度同样不可取，至于哪些病需要吃阿司匹林，哪些病不用吃，一定要听专业人士的意见。

以下我们对阿司匹林的用药注意事项进行简要说明，供大家参考。

（1）服用阿司匹林之前，首先务必要检查病史，有几类人服用阿司匹林前应慎重咨询医生意见，具体见图 1-11。

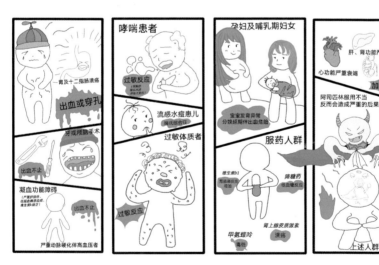

图 1-11 阿司匹林的禁用人群

（2）用药期间也应定期检查身体，如定期复查血小板、红细胞和凝血功能，如果有球结膜出血、黑便、瘀斑的应停用，服药过程中有皮疹、血管神经水肿、哮喘等过敏反应的要停用，预备手术的前一周应停用。

（3）预防应用阿司匹林的剂量，每日 50~100 mg（大多推荐每日 75 mg）长期服用最为适宜。这样既可达到最佳的预防作用，又可使药物的毒性反应减到最少。关于阿司匹林服用时间目前尚有争议。有人根据夜间 2 时到上午 10 时之间血小板更活跃，也是心血管病高发时段，认为晚上吃阿司匹林更有效；也有研究发现，早晨服用夜间血中前列环素水平更高对预防夜间心血管病发作更有效，提出应早晨服药。其实，在哪个时间段服药并不重要，只要长期坚持服用阿司匹林就能获得持续的血小板凝聚抑制效果。从药效来讲，目前专家们的共识是：长期服用阿司匹林的作用是持续性的，早晚没有多大区别。关于是空腹还是餐后服用的问题，因为肠溶阿司匹林有一层耐酸的包衣，空腹服用可缩短胃内停留时间，顺利到达吸收部位小肠，建议阿司匹林肠溶片最好在空腹服用。

编写者：林云凯、陈瑶、于晗、沈皓

绘图：张艺驰

参考文献

[1] Bhat. Aspirin inhibits camptothecin-induced p21CIP1 levels and potentiates apoptosis in human breast cancer cells[J]. International Journal of Oncology, 2009, 34(3):597-608.

[2] Alfonso LF , Srivenugopal KS , Bhat G J . Does aspirin acetylate multiple cellular proteins? [J]. Molecular Medicine Reports, 2009, 2(4):533-537.

[3] Kune GA , Kune S , Watson LF . Colorectal Cancer Risk, Chronic Illnesses, Operations and Medications: Case Control Results from the Melbourne Colorectal Cancer Study[J]. Cancer Research, 1988, 48(15):4399-4404.

[4] Cuzick J , Otto F , Baron J , et al. Aspirin and non-steroidal anti-inflammatory drugs for cancer prevention: an international consensus statement[J]. The Lancet Oncology, 2009, 10(5):501-507.

[5] Cuzick J , Thorat MA , Bosetti C , et al. Estimates of benefits and harms of prophylactic use of aspirin in the general population[J]. Annals of Oncology Official Journal of the European Society for Medical Oncology, 2015, 26(1):47-57.

[6] http://www.nurseshealthstudy.org/

[7] Rothwell PM , Wilson M , Price JF , et al. Effect of daily aspirin on risk of cancer metastasis: a study of incident cancers during randomised controlled trials[J]. Lancet, 2012, 379(9826):1591-1601.

[8] Rothwell PM , Price JF , Fowkes FG , et al. Short-term effects of daily aspirin on cancer incidence, mortality, and non-vascular death: analysis of the time course of risks and benefits in 51 randomised controlled trials[J]. Lancet, 2012, 379(9826):1602-1612.

[9] Algra AM , Rothwell PM. Effects of regular aspirin on long-term cancer incidence and metastasis: a systematic comparison of evidence from observational studies versus randomised trials[J]. Lancet Oncology, 2012, 13(5):518-527.

[10] Simon TG , Ma Y , Ludvigsson J F , et al. Association Between Aspirin Use and Risk of Hepatocellular Carcinoma[J]. JAMA Oncology, 2018,4(12):1683-1690.

[11] Simon TG , Duberg AS , Aleman S , et al. Association of Aspirin with Hepatocellular Carcinoma and Liver-Related Mortality[J]. New England Journal of Medicine, 2020, 382(11):1018-1028.

[12] Liu YX , Feng JY , Sun MM , et al. Aspirin inhibits the proliferation of hepatoma cells through controlling GLUT1-mediated glucose metabolism[J].Acta Pharmacologica Sinica, 2019, 40(1):122-132.

[13] Yang G , Wang Y , Feng J , et al. Aspirin suppresses the abnormal lipid metabolism in liver cancer cells via disrupting an NF κ B-ACSL1 signaling[J]. Biochemical & Biophysical Research Communications, 2017, 486(3):827-832.

[14] Wang T, Fu X, Jin T, et al. Aspirin targets P4HA2 through inhibiting NF- κ B and LMCD1-AS1/let-7g to inhibit tumour growth and collagen deposition in hepatocellular carcinoma[J]. E Bio Medicine, 2019, 45:168-180.

[15] Abdelmonsif DA , Sultan AS , El-Hadidy WF , et al. Targeting AMPK, mTOR and β -Catenin by Combined Metformin and Aspirin Therapy in HCC: An Appraisal in Egyptian HCC Patients[J]. Molecular Diagnosis & Therapy, 2018, 22(1):115-127.

[16] Brighenti E , Giannone FA , Fornari F , et al. Therapeutic dosages of aspirin counteract the IL-6 induced pro-tumorigenic effects by slowing down the ribosome biogenesis rate[J]. Oncotarget, 2016, 7(39):63226-63241.

[17] Aspirin, nonaspirin nonsteroidal anti-inflammatory drug, and acetaminophen use and risk of invasive epithelial ovarian cancer: a pooled analysis in the Ovarian Cancer Association Consortium[J]. J Natl Cancer Inst,2014,106(2):djt431.

[18] Merritt MA , Rice MS , Barnard ME , et al. Pre-diagnosis and post-diagnosis use of common analgesics and ovarian cancer prognosis (NHS/NHSII): a cohort study[J]. Lancet Oncol, 2018, 19(8):1107-1116.

[19] Barnard ME , Poole EM , Curhan GC , et al. Association of Analgesic Use With

Risk of Ovarian Cancer in the Nurses' Health Studies[J]. JAMA Oncol, 2018, 4(12):1675-168.

[20] Cooke NM , Spillane CD , Sheils O , et al. Aspirin and P2Y12 inhibition attenuate platelet-induced ovarian cancer cell invasion[J]. Bmc Cancer, 2015, 15:627.

[21] Cho M , Kabir SM , Dong Y , et al. Aspirin Blocks EGF-stimulated Cell Viability in a COX-1 Dependent Manner in Ovarian Cancer Cells[J]. Journal of Cancer, 2013, 4(8):671-678.

[22] Clarke CA , Canchola AJ , Moy LM , et al. Regular and low-dose aspirin, other non-steroidal anti-inflammatory medications and prospective risk of HER2-defined breast cancer: the California Teachers Study[J]. Breast Cancer Research, 2017, 19(1):52

[23] Wang T , Mccullough LE , White AJ , et al. Prediagnosis aspirin use, DNA methylation, and mortality after breast cancer: A population‐based study[J]. Cancer, 2019, 125(21):3836-3844.

[24] Pjb A , Hs A , Fe C , et al. Cancer prevention with aspirin in hereditary colorectal cancer (Lynch syndrome), 10-year follow-up and registry-based 20-year data in the CAPP2 study: a double-blind, randomised, placebo-controlled trial[J]. Lancet, 2020, 395(10240):1855-1863.

[25] Zelenay S , Van Der Veen A , B Ttcher J , et al. Cyclooxygenase-Dependent Tumor Growth through Evasion of Immunity[J]. Cell, 2015, 162(6):1257-1270.

[26] 阿司匹林为肿瘤免疫治疗添动力 [J]. 广州医科大学学报 ,2015(43):62.

[27] 陈召红 , 薛兰 . 肠溶阿司匹林防治消化道肿瘤研究进展 [J]. 人民军医 ,2013(3):354-355,364.

[28] Bosetti C , Santucci C , Gallus S , et al. Aspirin and the risk of colorectal and other digestive tract cancers: anupdated meta-analysis through 2019[J]. Annals of Oncology, 2020, 31(5):558-568.

[29] Din F , Valanciute A , Houde VP , et al. Aspirin Inhibits mTOR Signaling, Activates AMP-Activated Protein Kinase, and Induces Autophagy in Colorectal

Cancer Cells[J]. Gastroenterology, 2012, 142(7):1504-1515.

[30] Nishihara, Lochhead, Kuchiba, et al. Aspirin use and risk of colorectal cancer according to BRAF mutation status[J]. JAMA: the Journal of the American Medical Association, 2013, 309(24):2563-2571.

[31] Liao X , Lochhead P , Nishihara R , et al. Aspirin Use, Tumor PIK3CA Mutation, and Colorectal-Cancer Survival[J]. New England Journal of Medicine, 2012, 367(17):1596-1606.

[32] Chan AT , Ogino S , Fuchs C S . Aspirin and the risk of colorectal cancer in relation to the expression of COX-2.[J]. New England Journal of Medicine, 2007, 356(21):2131-2142.

[33] Fink SP , Yamauchi M , Nishihara R , et al. Aspirin and the Risk of Colorectal Cancer in Relation to the Expression of 15-Hydroxyprostaglandin Dehydrogenase (HPGD)[J]. Science Translational Medicine, 2014, 6(233):233re2.

[34] Guo H , Liu J , Ben Q , et al. The aspirin-induced long non-coding RNA OLA1P2 blocks phosphorylated STAT3 homodimer formation[J]. Genome Biology, 2016, 17(1):24.

[35] Streicher SA , Yu H , Lu L , et al. Case-control study of aspirin use and risk of pancreatic cancer.[J]. Cancer Epidemiology Biomarkers & Prevention, 2014, 23(7):1254-1263.

[36] Mitrugno A , Sylman JL , Ngo A , et al. Aspirin therapy reduces the ability of platelets to promote colon and pancreatic cancer cell proliferation: Implications for the oncoprotein c-MYC[J]. Am J Physiol Cell Physiol, 2017, 312(2):C176-C189.

[37] Jayaprakash V , Rigual NR , Moysich KB , et al. Chemoprevention of head and neck cancer with aspirin: a case-control study.[J]. Arch Otolaryngol Head Neck Surg, 2006, 132(11):1231-1236.

[38] Wilson JC , et al. Non-steroidal anti-inflammatory drug and aspirin use and the risk of head and neck cancer[J]. The British journal of cancer, 2013, 108(5):1178-1181.

[39] Macfarlane TV , Murchie P , Watson M C . Aspirin and other non-steroidal anti-inflammatory drug prescriptions and survival after the diagnosis of head and neck and oesophageal cancer[J]. Cancer Epidemiology, 2015, 39(6):1015-1022.

[40] Hedberg ML , Peyser ND , Bauman JE , et al. Use of nonsteroidal anti-inflammatory drugs predicts improved patient survival for PIK3CA -altered head and neck cancer[J]. Journal of Experimental Medicine, 2019, 216(2):419-427.

[41] Wei-Yen Lim , et al. Aspirin and non-aspirin non-steroidal anti-inflammatory drug use and risk of lung cancer [J]. Lung Cancer, 2012, 77(2):246-251.

[42] Movahedi M , Bishop DT , Macrae F , et al. Obesity, Aspirin, and Risk of Colorectal Cancer in Carriers of Hereditary Colorectal Cancer: A Prospective Investigation in the CAPP2 Study[J]. Journal of Clinical Oncology, 2015,33(31):3591-3597.

[43] Laura WB, Ilane XF, Andrew JB, et al. NSAID use reduces breast cancer recurrence in overweight and obese women: role of prostaglandin-aromatase interactions. Cancer Res, 2014,74(16):4446-4457.

[44] 应俊 . 阿司匹林对结肠癌肝转移的预防作用及其机制研究 [D]. 第二军医大学 ,2015.

[45] Dai XY , Yan J , Fu X , et al. Aspirin inhibits cancer metastasis and angiogenesis via targeting heparanase[J]. Clinical Cancer Research, 2017, 23(20):6267-6278.

[46] Lucotti S , Cerutti C , Soyer M , et al. Aspirin blocks formation of metastatic intravascular niches by inhibiting platelet-derived COX-1/thromboxane A2[J]. The Journal of clinical investigation, 2019, 129(5):1845-1862.

[47] Hammerlindl H , Menon DR , Hammerlindl S , et al. Acetylsalicylic Acid Governs the Effect of Sorafenib in RAS-Mutant Cancers[J]. Clin Cancer Res,2018, 24(5):1090-1102.

[48] Sonnemann, H ü ls, Sigler, et al. Histone deacetylase inhibitors and aspirin interact synergistically to induce cell death in ovarian cancer cells.[J]. Oncology Reports, 2008, 20(1):219-224.

[49] Son DS , Wilson AJ , Parl AK , et al. The effects of the histone deacetylase inhibitor romidepsin (FK228) are enhanced by aspirin (ASA) in COX−1 positive ovarian cancer cells through augmentation of p21.[J]. Cancer Biology & Therapy, 2010, 9(11):928−935.

[50] Mao, Xu−Hua, Xu, et al. MicroRNA−21 Regulates the ERK/NF− kappa B Signaling Pathway to Affect the Proliferation, Migration, and Apoptosis of Human Melanoma A375 Cells by Targeting SPRY1, PDCD4, and PTEN[J]. Mol Carcing,2017,56(3):886−894.

[51] Peng H , Chen Y , Gong P , et al. Higher methylation intensity induced by EBV LMP1 via NF− κ B/DNMT3b signaling contributes to silencing of PTEN gene[J]. Oncotarget, 2016, 7(26):40025−40037.

[52] 童朵 , 张文 . 阿司匹林与大肠癌防治及其相关机制研究进展 [J]. 中国癌症杂志 , 2016(26):795−800.

[53] 杨阳 , 杨南 , 刘玉翠 , 等 . 阿司匹林抗肿瘤作用机制的研究进展 [J]. 吉林医药学院学报 ,2016, 37(4):301−303.

[54] 叶文静 , 江茂琼 , 谭榜宪 , 等 . 浅析阿司匹林在肿瘤防治中的应用 [J]. 现代临床医学 , 2019, 45(3):237−239.

[55] Julie L , Kenzie B , Lucy M , et al. Using safe, affordable and accessible non−steroidal anti−inflammatory drugs to reduce the number of HIV target cells in the blood and at the female genital tract.[J]. Journal of the International AIDS Society, 2018, 21(7):e25150.

[56] Elinor H , Johnson KE , MD Johansen, et al. Thrombocyte Inhibition Restores Protective Immunity to Mycobacterial Infection in Zebrafish[J]. The Journal of Infectious Diseases, 2019(3):524−534.

[57] Choi HW , Tian M , Manohar M , et al. Human GAPDH Is a Target of Aspirin's Primary Metabolite Salicylic Acid and Its Derivatives[J]. Plos One, 2015, 10(11):e0143447.

[58] Sujyoti C , Malabendu J , Kalipada P. Aspirin Induces Lysosomal Biogenesis and

Attenuates Amyloid Plaque Pathology in a Mouse Model of Alzheimer's Disease via PPAR α [J]. J Neurosci, 2018, 38(30):6682–6699.

[59] 陈建东, 章晓倩. 阿司匹林防治老年痴呆患者的临床效果观察 [J]. 临床合理用药杂志, 2019(17):37–38.

[60] 臧静. 阿司匹林防治老年痴呆的临床应用 [J]. 中外医疗, 2019, 38(2):25–27.

[61] 解艳, 徐金林. 阿司匹林防治老年痴呆患者的临床效果观察 [J]. 医学食疗与健康, 2020, 18(6):79–79,81.

[62] Ryan J , Storey E , Murray AM , et al. Randomized placebo–controlled trial of the effects of aspirin on dementia and cognitive decline[J]. Neurology ,2020,95(3):e320–e331

[63] Queen's Research Shows Aspirin Could Repair Tooth Decay. Originally published by Queen's University Belfast, 2017.

[64] Sjaarda LA , Radin RG , Silver RM , et al. Preconception Low–Dose Aspirin Restores Diminished Pregnancy and Live Birth Rates in Women With Low–Grade Inflammation: A Secondary Analysis of a Randomized Trial[J]. J Clin Endocrinol Metab, 2017, 102(5):1495–1504.

[65] Rolnik DL , Wright D , Poon LC , et al. Aspirin versus Placebo in Pregnancies at High Risk for Preterm Preeclampsia[J]. New England Journal of Medicine, 2017, 377(7):613–22.

[66] Susanta, Mondal, Malabendu, et al. Aspirin ameliorates experimental autoimmune encephalomyelitis through interleukin–11–mediated protection of regulatory T cells.[J]. Science signaling, 2018,11(558):eaar8278.

[67] Dai J , Huang YJ ,He X , et al. Acetylation Blocks cGAS Activity and Inhibits Self–DNA–Induced Autoimmunity[J]. Cell, 2019, 176(6):1447–1460.

[68] Fawzy A, Putcha N, Aaron CP, et al, Aspirin Use and Respiratory Morbidity in COPD: A Propensity Score–Matched Analysis in Subpopulations and Intermediate Outcome Measures in COPD Study[J]. Chest,2019, 155(3):519–527.

[69] Khalil CA , Omar OM , Suwaidi JA , et al. Aspirin Use and Cardiovascular

Outcome in Patients With Type 2 Diabetes Mellitus and Heart Failure: A Population-Based Cohort Study[J]. Journal of the American Heart Association, 2018, 7(21):e010033.

[70] AstraZeneca. BRILINTA's Phase III THEMIS trial met primary endpoint in patients with established coronary artery disease and type-2 diabetes[R]. 2019.

[71] Group T . Effects of Aspirin for Primary Prevention in Persons with Diabetes Mellitus[J]. New England Journal of Medicine, 2018, 379(16):1529-1539.

[72] Zheng SL, Roddick AJ. Association of Aspirin Use for Primary Prevention With Cardiovascular Events and Bleeding Events: A Systematic Review and Meta-analysis[J]. JAMA, 2019, 321(3):27787.

[73] Mcneil JJ , Gibbs P , Orchard SG , et al. Effect of Aspirin on Cancer Incidence and Mortality in Older Adults[J]. J Natl Cancer Inst, 2021, 113(3):258-265.

[74] Blerim Mujaj, Zhang ZY, Yang WY Aspirin use is associated with increased risk for incident heart failure: a patient-level pooled analysis. ESC Heart Fail,2021,9(1):685-694.

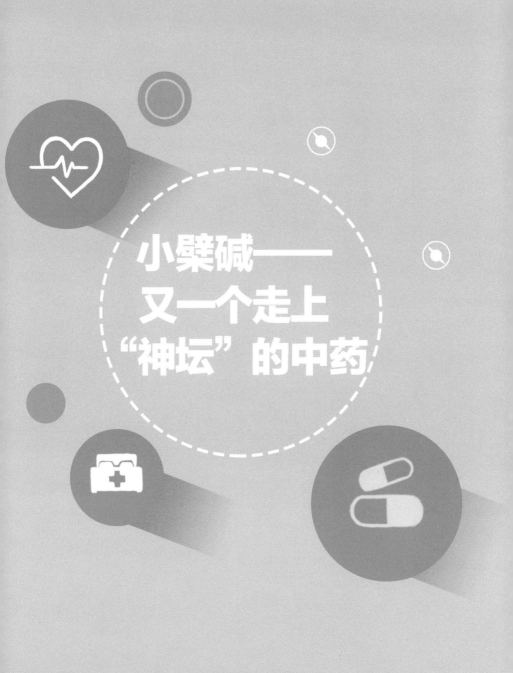

小檗碱——
又一个走上
"神坛"的中药

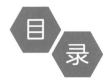

目 录

导语 →

- 小檗碱是一种分布在各种天然草药中的异喹啉生物碱，其以盐酸盐（盐酸小檗碱）的形式存在于黄连中，在中国传统医药中被长期用于治疗人类的各种疾病。

- 目前已发现小檗碱具有抗菌、止泻、抗高血压、抗糖尿病、抗氧化、抗炎、抗抑郁、抗心律失常、保肝和神经保护的作用。

- 研究表明小檗碱单药在体外和体内针对各种不同类型癌症具有一定的抗癌活性。

- 由于小檗碱疗效显著且毒副作用小，其在临床应用方面前景广阔。随着多学科的发展，小檗碱的药理作用机制将得以进一步阐明，为其临床应用提供更多的理论依据。

一、小檗碱的发现史

小檗碱亦称黄连素，是俗语"哑巴吃黄连，有苦说不出"中所提及的苦味的最主要来源，早在《神农本草经》中就详细记载了黄连的功效。小檗碱在植物界中分布较广，在 4 个科 10 个属内均有发现。1826 年，英国 Chavallier 和 Pertain 首次从树皮中分离得到小檗碱。后由英国科学家 Perikin 和 Robinson 于 1910 年确定了它的化学结构。次年即报道了小檗碱的人工合成途径。虽然在 20 世纪 50 年代小檗碱就已经在中国作为治疗细菌性腹泻的药物，并于 1963 年被载入《中华人民共和国药典》，但是直到 1969 年，Amin 等才在文章里首次报道小檗碱具有体外抗菌活性。他们指出小檗碱在体外对革兰氏阳性菌、革兰氏阴性菌和真菌都有明显的抑制作用，成为后来口服小檗碱治疗细菌性腹泻的微生物学基础之一；之后的研究者们对小檗碱的抗菌作用展开了更加深入的研究。2015 年中国食品药品监督管理总局（China Food and Drug Administration，CFDA）批准小檗碱作为治疗"三高"的药物开展临床研究。有人称小檗碱可能是中国的二甲双胍或者他汀。目前在全球注册登记开展的关于小檗碱的临床研究涵盖了从 I 期到IV 期的临床试验，相信不久的将来小檗碱就会被广泛地运用于多种疾病治疗的临床实践中。

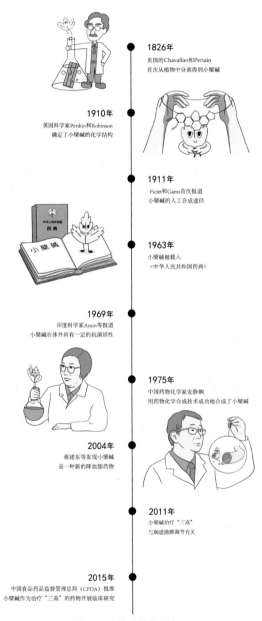

1826年
英国的Chavallier和Pertain
首次从植物中分离得到小檗碱

1910年
英国科学家Perikin和Robinson
确定了小檗碱的化学结构

1911年
Pictet和Gams首次报道
小檗碱的人工合成途径

1963年
小檗碱被载入
《中华人民共和国药典》

1969年
印度科学家Amin等报道
小檗碱在体外具有一定的抗菌活性

1975年
中国药物化学家安静娴
用药物化学合成技术成功地合成了小檗碱

2004年
蒋建东等发现小檗碱
是一种新的降血脂药物

2011年
小檗碱治疗"三高"
与肠道菌群调节有关

2015年
中国食品药品监督管理总局（CFDA）批准
小檗碱作为治疗"三高"的药物开展临床研究

图2-1 小檗碱的发现史

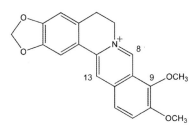

图 2-2 小檗碱的化学结构

二、小檗碱的六大用途

小檗碱是近年来研究最多的我国原创天然药物之一，它不仅具有抗菌、抗病毒、抗胃溃疡等药理作用，还在代谢相关性疾病治疗、心血管疾病防治、神经保护等方面发挥着重要的作用。

▶ 1.抗病原微生物作用

中医中常用于清热解毒的黄连、黄柏、三颗针等药物的主要有效成分即小檗碱。自 1969 年首次报道其体外抗菌活性以来，对其抗菌作用及机制的研究从未停止。小檗碱抗菌谱广，体外对多种革兰氏阳性菌（如金黄色葡萄球菌、肺炎双球菌等）、革兰氏阴性菌（如大肠杆菌、伤寒杆菌等），以及真菌均能起到明显的抑菌作用。小檗碱的盐酸盐（俗称盐酸黄连素）已广泛用于治疗胃肠炎、细菌性痢疾等。一项发表在 *Molecules* 杂志的研究验证了小檗碱衍生物在体内外针对具有常规抗生素治疗耐药特性的尿路致病性大肠杆菌的生物活性[1]。

关于小檗碱的抗菌机制远未阐明，目前的研究表明小檗碱可以通过抑制菌体核酸的功能、菌体功能蛋白酶的活性、菌体分裂、细菌致病性的作用等达到抑菌效果。此外，小檗碱还能拮抗肠毒素和细菌脂多糖，从而保护胃肠道黏膜发挥其抗菌作用。实际上，小檗碱可以通过与肠道菌群的相互作用减少肠道的致病菌,增加有益菌,调节肠道菌群结构并促进肠道正常菌群的稳态环境。对小檗碱抗菌机制及对肠道菌群作用的深入研究将有助于小檗碱及其衍生物的开发和应用。

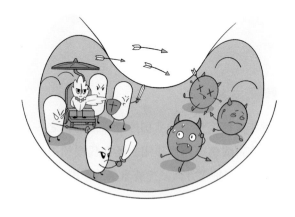

图 2-3 小檗碱的抗菌作用

研究表明小檗碱也发挥抗病毒作用,小檗碱能嵌入DNA并抑制DNA合成和反转录酶活性。它可以通过调节病毒复制所必需的信号通路来抑制单纯疱疹病毒、人类巨细胞病毒、人类乳头瘤病毒、流感病毒和人类免疫缺陷病毒的复制。此外,小檗碱还支持宿主免疫反应,也可促进病毒清除[2]。

▶ 2.治疗代谢性疾病

代谢性疾病包括高脂血症、痛风、糖尿病、肥胖和非酒精性脂肪肝,已经成为世界范围内的主要公共卫生问题。近年来,双胍类、磺脲类、他汀类、糖皮质激素等药物在治疗代谢性疾病方面取得了长足的进步。然而这些药物由于存在不良反应如肠道不适、低血糖、肝功能障碍等,在应用方面还存在一定的局限性。因此，找到有效地用于治疗代谢性疾病的天然产物药物具有重要意义。

（1）降血脂

高脂血症是指血浆中一种或多种脂类物质包括胆固醇、甘油三酯、磷脂和非游离脂肪酸等高于正常水平，其多因脂肪代谢或运转异常造成。如果血液中脂类过多，它们会逐渐滞留在动脉血管壁上，使动脉血管壁增厚、变硬，形成动脉粥样硬化，从而引发一系列疾病。《2018年中国心血管病预防指南》显示，2012年中国成年人血脂异常患病率为40.11%，并且呈年轻化趋势。临床上，他汀类药物是治疗高脂血症最普遍的处方药物，其能通过抑制胆固醇生物合成中的限速酶，从而导致血液中低密度脂蛋白受体升高和低密度脂蛋白胆固醇降低，有效地降低冠状动脉疾病的死亡率和发病率。小檗碱的降血脂作用于2004年发表在 *Nature Medicine* 杂志的一篇文章中被证实，32名高胆固醇血症患者口服小檗碱3个月后，血清胆固醇、甘油三酯和低密度脂蛋白胆固醇均显著降低，且发现其降血脂机制有别于他汀类药物[3]。小檗碱与他汀类药物的联用更是具有相加性的降血脂作用，还可有效减少他汀类不良反应发生率。

（2）降血糖

据国际糖尿病联盟统计，2021年全球约5.37亿成年人患有糖尿病，10个人中可能就有1人为糖尿病患者，预计到2045年将上升到7.83亿，其中糖尿病患者人数最多的国家则是中国。小檗碱的降糖作用早在1986年就已在自发性糖尿病小鼠中体现出来，1988年首次报道了小檗碱的临床降血糖作用，此后大量研究证实了其具有抗糖尿病活性。实验表明小檗碱能通过多种机制包括促进胰岛素分泌、缓解胰岛素抵抗、抑制糖异生、促进葡萄糖摄取和糖酵解、改善炎症、控制几种关键酶、调节肠道微生物群紊乱来发挥作用[4]。胰岛素抵抗是2型糖尿病的主要发病机制，也是目前治疗糖尿病所面临的难题。改善胰岛素抵抗、增强胰岛素的敏感性成为糖尿病治疗的焦点。小檗碱用于治疗2型糖尿病的降血糖效果与临床常用一线口服降血糖药如二甲双胍、罗格列酮和格列吡嗪等相当，但在这些药物治疗耐受或失效的患者中，小檗碱口服治疗仍能发挥良好的降血糖效果。小檗碱与这些口服降糖药联用后，其协同效果更是显著强于单一药物使用。

（3）改善非酒精性脂肪肝和肥胖症

非酒精性脂肪肝（nonalcoholic fatty liver disease，NAFLD）是全球最常见的慢性肝病之一，是一种除外酒精因素，以弥漫性肝细胞脂肪变性、肝细胞内脂肪沉积过多等为病理特征的综合征。不良生活方式、高脂饮食、缺乏体育锻炼、胰岛素抵抗和肥胖等均是 NAFLD 的诱因。目前针对 NAFLD 的治疗方法旨在通过饮食和生活方式的调节来改善肥胖和胰岛素抵抗，抑或通过药物来下调介导肝细胞损伤的细胞因子。一项随机、平行对照、多中心、开放标签的临床试验对 184 名符合条件的 NAFLD 患者随机分组分别接受①生活方式干预、②生活方式干预加吡格列酮治疗、③生活方式干预加小檗碱治疗，持续 16 周。研究结果发现，加用小檗碱治疗组的效果显著优于单纯生活方式干预组，患者的肝脏脂肪含量较之下降 52%，同时患者体重减轻、血脂谱得到改善、胰岛素敏感性增强 [4]。关于小檗碱治疗前后病理评估非酒精性脂肪肝炎的随机双盲对照临床研究也正在进行中（ClinicalTrials.gov ID：NCT03198572）。

棕色脂肪组织因为能消耗代谢能量和介导非颤抖产热，从而增加能量消耗而成为肥胖治疗的重要靶标。然而很少有药物能有效且安全地招募和激活人体棕色脂肪组织。*Cell Death and Disease* 杂志报道了为期一个月的小檗碱干预增加了轻度超重的 NAFLD 患者的棕色脂肪组织质量和活力，减轻了患者的体重，并改善了胰岛素敏感性 [5]。表明小

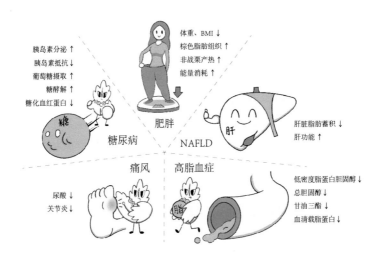

图 2-4 小檗碱对高脂血症、2 型糖尿病、NAFLD、肥胖等代谢性疾病的治疗作用

檗碱可能成为治疗人类肥胖和代谢紊乱相关疾病的前景药物。

能量代谢性疾病等慢性病是由多基因和多因素引起的疾病，针对单一靶点的药物治疗很难取得理想的疗效，而且长期使用易出现明显的副作用。小檗碱的多靶点作用机制则更适合于慢性病的发病机制，相比于临床上常用的降血脂药和口服降血糖药，小檗碱对糖脂代谢具有更全面的调控作用，并且安全性好，价格低廉。

▶ 3. 防治心血管疾病

心血管疾病是世界范围内的主要死亡原因，预计到 2030 年，每年将有 2300 万人死于心血管疾病。近年来，人们对小檗碱能否有效防治心血管疾病及其具体机制开展了深入研究。

（1）抗高血压

高血压是一种常见的慢性心血管疾病，因为往往无明显症状而被称为"沉默的杀手"。不仅在动物实验中确证了小檗碱的降血压作用，同时多个独立的临床研究也证实了其降血压作用。*Journal of Ethnopharmacology* 杂志的一篇报道统计了四项小檗碱治疗高血压的随机对照临床试验结果，相比于单独的生活方式干预或安慰剂，小檗碱与生活方式干预相加更能降低患者的收缩压和舒张压水平，小檗碱联合口服降压药的效果也优于单独的降压药。在这些试验中均未报告严重的不良反应 [6]。在降低收缩压和舒张压方面，小檗碱加氨氯地平的效果并不明显优于单独使用氨氯地平；与二甲双胍相比，小檗碱对收缩压有中度降低作用。而目前关于小檗碱对血压影响的证据有限，应提高研究试验的质量进一步确定小檗碱治疗高血压的有效性和安全性。

小檗碱可通过多个机制发挥降血压作用。小檗碱可竞争性阻断血管平滑肌的 α 受体，抑制胆碱酯酶活性，使乙酰胆碱聚积，降低外周血管阻力以降血压；小檗碱作用于内皮细胞时，可使一氧化氮的释放增多，血管内皮合成能力增强，从而达到扩张血管，降血压的目的；小檗碱也可通过激活 AMPK 减少内皮依赖性收缩，还可抑制参与高血压病理进程的肾素 – 血管紧张素系统和炎症因子。

（2）抗心律失常

随着现代科学技术的发展和人们生活节奏的加快，心律失常的发病率日益增高。小檗碱在体外实验和动物实验中均被证实能有效抗心律失常，且对不同病因所致的各种心律失常均有效。对涵盖 270 只动物的 10 项研究实验结果进行统计分析，小檗碱显著降低了心肌梗死面积和室性心律失常的发生率，小檗碱治疗组动物的心脏功能也显著增加，心肌凋亡指数和心肌梗死生物标志物水平也降低，临床前证据表明小檗碱是一种有前景的心肌缺血 / 再灌注损伤治疗剂 [7]。此外，小檗碱对房性、室性早搏和室上性心动过速等类型的心律失常，心脏病所致的室性、室上性心律失常，乌头碱诱发的心律失常均有防治作用 [8]。

小檗碱主要通过以下几种机制发挥抗心律失常作用：①阻断 ATP 和电压敏感的 K+ 通道，延长心肌细胞动作电位时程和有效不应期，缓解折返性心律失常；②抑制血管平滑肌上的 α 受体，减轻心肌缺血性室性心律失常；③抑制羟自由基，强化心肌细胞膜保护，消除因心肌细胞内钙超载所致的各种心律失常。

（3）治疗心力衰竭

多项临床研究指出，慢性心功能不全患者在常规治疗的基础上服用小檗碱，能改善左心室功能，取得较好的治疗效果。*European Journal of Pharmacology* 杂志刊登一项研究结果表明小檗碱能有效抑制横向主动脉收缩手术后所导致的心脏体积、心脏重量与体重之比、心肌细胞凋亡、心肌纤维化和肥大标志物增加的情况。在心肌肥厚大鼠模型中，小檗碱可以通过自噬依赖性机制缓解左心室重构和心肌细胞凋亡 [9]。据报道，小檗碱对室性早搏的长期治疗很有价值，并可降低充血性心力衰竭患者的死亡率。为了改善小檗碱在水缓冲液中溶解性差、注射循环中半衰期短的问题，有一项研究将小檗碱包封在脂质体内后进行小鼠心功能保护实验，发现脂质体包裹不但增强了小檗碱在缓冲液中的溶解度，还保留了心肌梗死后的射血分数，减缓了心肌梗死后的心功能障碍，提高了治疗的有效性 [10]。

目前认为小檗碱治疗心力衰竭的机制主要与心肌细胞钙离子浓度有关。小檗碱可以抑制心肌细胞 K+ 通道，延长动作电位时程，增加内向钙离子流，使心肌收缩力增强，而加强心肌收缩力是改善心力衰竭的有效手段。

（4）抗血小板凝聚

血管内皮损伤诱导的血小板聚集和凝血瀑布的激活是血栓形成的两个最主要因素。早在 1986 年，中国医学科学院药物研究所即发现体外 ADP 诱导的家兔血小板聚集能被小檗碱有效抑制。在高糖条件下，小檗碱有效地抑制胶原 / 凝血酶诱导的血小板聚集，通过调节血小板中的醛糖还原酶、NADPH 氧化和谷胱甘肽还原酶活性来抑制血小板聚集、超氧化物的产生[11]。凝血酶作为凝血级联的关键酶，是治疗几种心血管疾病的潜在药物靶点。研究表明小檗碱可以抑制凝血酶诱导的血小板聚集，成为开发安全有效的凝血酶抑制药物的潜在候选药物。目前研究认为小檗碱能够抗血小板凝聚可能是通过以下方式：①激活 PPAR γ 通路抑制环氧化酶 –2（cyclooxygenase–2, COX–2）的产生，降低血小板内血栓素 A2（thromboxane A2, TXA2）的含量；②抑制血小板膜相关受体，提高腺苷酸环化酶的功能，增加血小板内 cAMP 的含量，抑制血小板内 Ca2+ 升高，抑制环氧化酶活性，以及 TXA2 和前列环素 I2（prostaglandin I2，PGI2）的合成。

（5）防治动脉粥样硬化

动脉粥样硬化是心脑血管系统的主要疾病之一，可以引起心脏和脑的功能衰退。临床上，动脉粥样硬化斑块一旦形成就很难被消除，这是一个医学研究的难点。血浆胆固醇水平升高、血管壁受损和炎症巨噬细胞的存在是导致动脉粥样硬化斑块形成和进展的重要风险因子。对这些风险因子的干预可以防止动脉粥样硬化的发展，并减少动脉粥样硬化相关的心血管疾病。欧洲心脏病学会和欧洲动脉粥样硬化学会指南中建议将小檗碱作为肝损伤或他汀类药物不耐受患者的常规他汀类药物替代疗法。大量研究表明，小檗碱通过降低升高的血液胆固醇水平、抑制巨噬细胞的迁移和炎症活性、改善内皮细胞功能、抑制平滑肌细胞的增殖，从而对动脉粥样硬化斑块的发展起到负调控作用。在小檗碱调控细胞内过程中，AMPK 发挥了关键和核心作用，表明增强 AMPK 通路的活性是动脉粥样硬化治疗的一种前景方法[12]。*Nature Communications* 杂志报道了中国医学科学院北京协和医学院药物研究所蒋建东研究团队的研究结果，在高脂饮食喂养的小鼠中，采用肝脏靶向纳米技术可以有效促进肝脏沉积和肝细胞摄取小檗碱,干预8周可显著增加肝脏中几个能量相关基因的表达,减少血浆中的脂质和促炎细胞因子,从而改善高脂饮食小鼠的代谢紊乱和动脉粥样硬化[13]。总的来说,小檗碱治疗心血管疾病的研究还不够充分,仍需要更多的研究来阐明其临床疗效和分子机制。

▶ 4.抗炎抗氧化

人体在长期的能量代谢紊乱的过程中,体内过多的营养物质如葡萄糖和自由脂肪酸会诱导产生氧化应激。在氧化应激的过程中,线粒体产生过多的活性氧自由基会导致组织炎症损伤和干扰胰岛素信号通路的功能,加重胰岛素抵抗。另外,氧化应激还会导致糖尿病的慢性并发症。大量基础和临床研究证实小檗碱对能量代谢性疾病如高血脂、糖尿病、NAFLD 等有良好的治疗效果。小檗碱通过多靶点的分子机制来改善代谢,其中,小檗碱在上述疾病治疗过程中的抗炎和抗氧化作用不可被忽视。

研究表明,小檗碱主要通过调控 AMPK、Nrf2、UCP2、MAPK、NLRP3 和 NF-κB 等分子和信号通路发挥抗炎和抗氧化作用。此外,小檗碱对肠道菌群的调控作用及对肠道屏障功能的保护作用也对减轻组织或器官慢性炎症非常重要。除了代谢性疾病,小檗碱在治疗缺血再灌注损伤等神经系统疾病中也发挥了明显的抗炎和抗氧化作用,并且对于由慢性炎症引起的肿瘤也有一定的防治作用。在对一种癌前病变溃疡性结肠炎的治疗中,小檗碱通过调节多条信号通路、改善促炎因子诱导的内质网应激等多靶点、多途径、多层次方式保护肠黏膜屏障功能、调节机体免疫应答和抗氧化应激,从而恢复肠内稳态,促进溃疡的愈合[14]。小檗碱的抗炎和抗氧化活性可能是治疗糖尿病、NAFLD 和动脉粥样硬化等代谢性疾病的重要机制之一,鉴于其良好的安全性

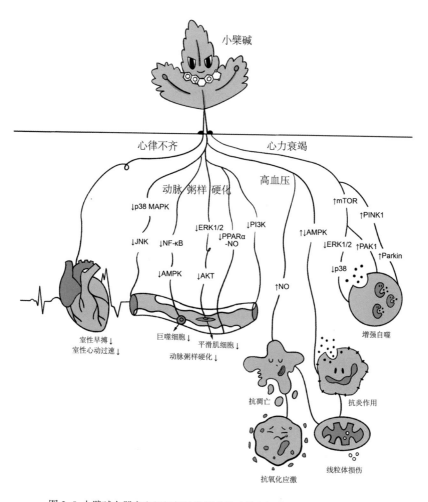

图 2-5 小檗碱在器官和组织保护作用中的功能和调节的主要信号通路概述

↑：增加；↓：减少

和疗效，小檗碱有望成为临床预防和治疗能量代谢紊乱及相关慢性病的明星药物。

▶ 5.神经保护作用

神经退行性疾病发病率已远超心血管疾病和癌症，成为危害人群身心健康的最重要的一类疾病，故产生的治疗费用对社会产生巨大的影响。但是这样严重的一类疾病迄今仍然没有彻底有效的干预治疗措施，现有的药物或手术治疗都只能起到改善症状的效果。因此，目前迫切需要加强对神经退行性疾病病理机制的深入研究及治疗手段的创新。

（1）阿尔茨海默病

阿尔茨海默病（Alzheimer's disease, AD）是一种导致老年人痴呆的进行性神经退行性疾病，全美平均每10位65岁以上老人中就有1位是阿尔茨海默病患者。阿尔茨海默病的准确病因还未被阐明，目前认为阿尔茨海默病的发病机制涉及多种因素，其靶点多样，包括氧化应激、乙酰胆碱酯酶（acetyl cholinesterase, AChE）、丁酰胆碱酯酶（butyrylcholinesterase, BChE）、单胺氧化酶（monoamine oxidase, MAO）、β–淀粉样蛋白聚集等。细胞氧化应激和亚硝化应激包括蛋白质氧化、蛋白质硝化、糖酵解和脂质过氧化的增强参与了阿尔茨海默病的发病机制[15]。小檗碱能够清除活性氧、活性氮、调控脂质过氧化的功能已被报道。乙酰胆碱酯酶能催化神经递质乙酰胆碱水解为胆碱，阿尔茨海默病的发病机制与大脑乙酰胆碱缺失有关；抑制丁酰胆碱酯酶在阿尔茨海默病治疗中的潜在作用也被报道，小檗碱可作为这两种酯酶的双重抑制剂；MAO–B抑制剂是对抗神经退行性疾病包括阿尔茨海默病和帕金森病（Parkinson's disease, PD）的潜在药物，小檗碱已被证明可以抑制MAO–B。β–淀粉样蛋白的积聚是阿尔茨海默病发病机制中的核心事件。β-淀粉样蛋白由淀粉样前体蛋白（amyloid precursor protein, APP）生成，小檗碱可以通过改变人类神经胶质瘤 H4 细胞的 APP 代谢通路来降低 β-淀粉样蛋白水平，H4 细胞在 0.1~100μM 的小檗碱浓度范围内稳定表达 APP，且无细胞毒性；流行病学研究表明补充降胆固醇药物可以降低阿尔茨海默病的患病率，降低神经元的胆固醇水平可以通过从膜微域中去除 APP 来抑制 β-淀粉样蛋白形成。β-淀粉样蛋白的积累通过靶向线粒体介导突触结构和功能损伤，研究发现在培养的原代海马神经元中，小檗碱可以通过保留线粒体膜电位、防止 ATP 降低、增加轴突线粒体密度和长度、改善线粒体的运动和转运来减轻轴突线粒体异常。这些研究突出了小檗碱治疗的神经保护作用[16]。

（2）帕金森病

帕金森病是第二大神经退行性疾病，患病人数仅次于阿尔茨海默病，65 岁以上人群中患病率约为 1%，主要表现为静止性震颤、肌强直、运动迟缓、姿势步态障碍和一些老年性痴呆的症状。两个韩国实验团队研究了小檗碱在动物内的抗帕金森病效应，但两篇研究的结果却相互矛盾。推测可能是由于给药方式不同所导致，肠道菌群可能在小檗碱治疗帕金森病的过程中发挥了作用。已知苯丙氨酸-酪氨酸-多巴-多巴胺途径为大脑提供多巴胺，在此过程中酪氨酸羟化酶（tyrosine hydroxylase, TH）是限速酶，可将酪氨酸羟化并以四氢生物蝶呤（tetrahydrobiopterin, BH4）为辅酶生成左旋多巴。一项发表在 *Signal Transduction and Targeted Therapy* 杂志上的研究发现口服小檗碱能促进二氢生物蝶呤产生 BH4，增加的 BH4 进而提高 TH 活性，从而加速肠道细菌产生左旋多巴并通过循环进入大脑转化成多巴胺。研究团队将粪肠球菌移植到帕金森小鼠中，这种细菌显著增加了小鼠的脑多巴胺含量并改善了帕金森病症状。此外，一项对 28 位高脂血症患者的研究

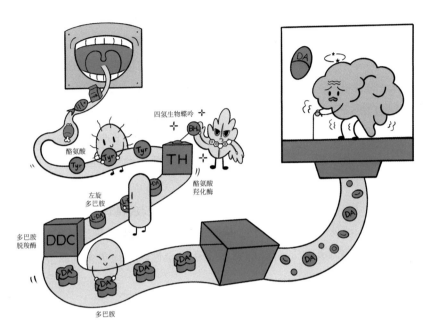

图 2-6 小檗碱或可调节肠脑轴以治疗帕金森病

证实，口服小檗碱可增加肠道细菌的血液／粪便左旋多巴[17]。因此，小檗碱可能通过类维生素的作用提高肠道菌群中左旋多巴的生物合成，从而改善大脑功能。也有研究报道在帕金森病小鼠模型和细胞模型中，小檗碱通过调控 LINC00943/miR-142-5p/KPNA4/NF-κB 通路抑制神经元损伤，为小檗碱在帕金森病中的神经保护作用提供了新的证据[18]。

（3）神经保护作用

研究表明小檗碱可以通过多种途径发挥神经保护作用。在小脑颗粒神经元中，脂蛋白受体受到小檗碱的调节，其中极低密度脂蛋白受体的上调伴随着缺氧诱导因子 1α 的短暂增加和 β-catenin 水平的降低，并通过 GSK3β 磷酸化影响 Wnt 通路。AMPK 是一种细胞能量传感器，在早期神经元极化阶段，小檗碱通过调控能量状态和下调 AMPK 通路抑制神经突生长进而改变细胞骨架稳定性。基质金属蛋白酶 -9（matrix metalloproteinase-9, MMP-9）是一种独特的脑生理学和病理学参与者，在刺激后显著激活，可从神经元、神经胶质和白细胞释放到大脑中，并通过免疫 / 炎症反应参与脑功能紊乱。小檗碱通过抑制 MMP-9 和层黏连蛋白的降解，减缓实验性自身免疫性脑脊髓炎中的神经元损伤[19]。在各种脑卒中疾病中，缺血性脑卒中所占比例超过 80%，在脑缺血后进行神经保护治疗，可减少神经元的死亡，延长治疗时间窗。多项针对脑缺血大鼠的研究发现，小檗碱主要通过 Akt/GSK3β/ERK、PI3K/Akt、SIRT1、HIF-1/p53 信号通路，影响凋亡相关基因，如上调 Bcl-2，抑制 Caspase-3、Bax 的表达，从而抑制大鼠脑缺血后神经元凋亡[20]。如何同时保证小檗碱的神经保护作用和安全性，亟须更多的研究和探索。

（4）抗抑郁抗焦虑

抑郁症是一种比较常见的精神障碍疾病，存在致病因素复杂、诊

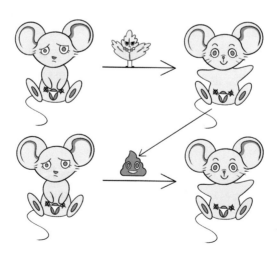

图 2-7 大鼠模型中，小檗碱通过调节肠道菌群改善绝经后情绪障碍

断手段不够客观、治愈率低等问题，目前使用的抗抑郁药物常伴有不同程度的不良反应，且患者依从性差，故天然药物在抑郁症的治疗中逐渐被重视。一项关于小檗碱对抑郁小鼠海马体内能量代谢水平的影响研究发现，小檗碱可能激活 AMPK，促进 ATP 产生，提高海马内能量水平来发挥抗抑郁作用。小檗碱也可通过调节大脑生物胺（去甲肾上腺素、血清素和多巴胺）在各种绝望行为模式中发挥抗抑郁作用。在小鼠强迫游泳实验中，一氧化氮途径、氧化物途径和 σ 受体参与介导抗抑郁样活性[21]。在正常或慢性不可预测的轻度应激小鼠中连续口服 4 周的小檗碱，可以抑制海马体的神经炎症从而预防上述小鼠的抑郁样行为[22]。此外，研究也发现小檗碱在去卵巢小鼠中具有抗抑郁样作用，灌胃小檗碱对接受卵巢切除术的无菌大鼠无显著的抗焦虑作用，而移植大鼠粪便菌群的无菌大鼠在焦虑样症状和异黄酮水平方面与供体大鼠近似[23]。目前关于小檗碱抗抑郁作用的研究多局限于细胞水平

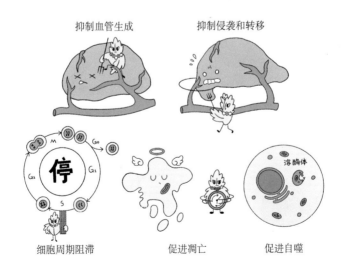

图 2-8 小檗碱作为一种癌症治疗剂的多重效应

及模型动物水平，相关研究为小檗碱的临床应用提供了理论基础。

▶ 6. 防治多种类型癌症

随着医学的进步，很多疾病被不断攻克，但人们仍然"谈癌色变"。根据世界卫生组织《2020世界癌症报告》数据，2020年全球新发癌症病例1929万例，仅中国就有457万新发癌症，占全球的23.7%，中国新发癌症的数量远超世界其他国家，意味着全球每100例癌症死亡患者中，中国就占近24例。中国总体癌症死亡率高达65.6%，超高的死亡率反映了我国癌症治疗技术整体与发达国家仍然存在较大差异。由于目前的抗肿瘤药物价格昂贵且存在毒副作用，因此迫切需要寻找新的具有成本效益且毒性较小的药物。

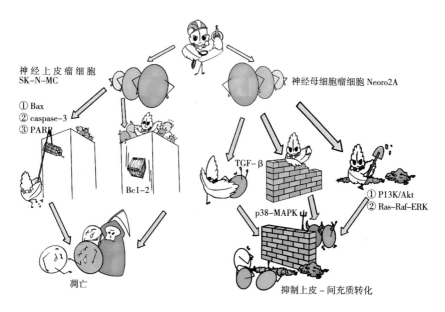

图2-9 小檗碱分别通过诱导细胞凋亡和抑制EMT在神经上皮瘤细胞SK-N-MC和神经母细胞瘤细胞Neoro2A内发挥作用

（1）脑癌

胶质瘤是最常见的原发性颅内肿瘤之一，占恶性脑肿瘤的近 4/5。小檗碱对胶质瘤细胞的肿瘤生长、细胞增殖、糖酵解能力、迁移、侵袭、G1 阻滞、乙酰转移酶 1、凋亡和自噬信号转导具有药理作用。此外，小檗碱联合放疗对神经胶质瘤也有积极作用。因此，小檗碱可作为神经胶质瘤的辅助治疗手段。但仍需要进一步的临床和临床前研究来评估小檗碱对神经胶质瘤的治疗效果 [24]。神经母细胞瘤是最常见的颅外儿童实体瘤，它在发育过程中由胚胎原代神经嵴细胞产生，约占所有确诊儿科癌症的 8%，造成 9%~15% 儿童癌症相关死亡。高危型神经母细胞瘤的 5 年生存率为 40%~50%。各种研究报道了小檗碱在减缓神经母细胞瘤的进展和侵袭方面的抗肿瘤效果。小檗碱处理表达 p53 的人神经上皮瘤细胞 SK-N-MC 后，通过上调促凋亡蛋白 Bax、caspase-3、PARP 和下调抗凋亡蛋白 Bcl-2 来诱导细胞凋亡 [25]。在小鼠来源神经母细胞瘤细胞 Neoro2A 中，小檗碱通过抑制 TGF-β，下调 PI3K/Akt 和 Ras-Raf-ERK 信号及上调 p38-MAPK 信号抑制上皮 – 间充质转化（EMT），通过抑制肿瘤干细胞的致瘤性证明了小檗碱治疗神经母细胞瘤的前瞻性 [26]。小檗碱与姜黄素联合治疗可降低神经母细胞瘤细胞活力，与单独小檗碱治疗组相比，联合治疗可增加细胞死亡，且无明显毒性 [27]。

（2）头颈癌

头颈部鳞状癌（head and neck squamous cell carcinomas, HNSCC）是一种常见的死亡率高的恶性肿瘤，化疗被认为是 HNSCC 的主要临床治疗策略之一，但临床化疗药物的有效性和安全性还不够。小檗碱不会影响原代人正常口腔角质形成细胞的活性，但小檗碱处理 FaDu 头颈部鳞癌细胞 24h 后，其细胞毒性显著增加，提高了 FaDu 细胞的核凝结率和凋亡率，上调凋亡配体和促凋亡因子，下调抗凋亡因子，并激活线粒体依赖的凋亡信号通路。除了诱导细胞凋亡外，还可通过下调 VEGF、MMP-2 和 MMP-9 抑制细胞迁移，发挥潜在的抗头颈部鳞癌作用[28]。

鼻咽癌多见于华南和东南亚，是一种起源于鼻咽上皮细胞、病因复杂的常见肿瘤。放射治疗是鼻咽癌的标准治疗策略。通过体内和体外实验表明小檗碱能有效抑制肿瘤相关成纤维细胞诱导的鼻咽癌细胞内的 STAT3 激活，从而抑制肿瘤生长[29]。小檗碱对鼻咽癌细胞 CNE-2 具有抑制增殖、诱导细胞周期阻滞和凋亡、增强放射敏感性等作用，其中特异性蛋白 1 可能是小檗碱的一个靶点[30]。

大约 40% 的口腔内鳞状细胞癌始于口腔底部或舌头的外侧和腹部，绝大多数晚期患者存在晚期肿瘤或区域淋巴结转移，导致预后不良。人恶性口腔上皮角质形成细胞 SCC-25 暴露于小檗碱和白藜芦醇的联合作用 24 小时后，细胞活性氧水平升高，这些化合物的毒性在联合应用

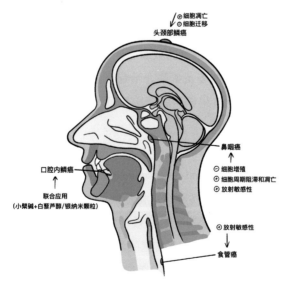

图 2-10 小檗碱在头颈癌治疗中的潜在作用

后得到显著改善[31]。此外，小檗碱可以降低一种常用于抗菌和消毒、并具有生物活性的银纳米颗粒伤口敷料对 SCC-25 的毒性作用，银纳米颗粒和小檗碱的结合可作为一种新的化疗给药调控方法[32]。

食管癌是在中国和其他发展中国家发病率较高的一种癌症，由食管腺癌和食管鳞状细胞癌（esophageal squamous cell carcinoma, ESCC）组成。放射治疗是 ESCC 的重要治疗手段，但很大一部分 ESCC 肿瘤对放疗抵抗，研究发现缺氧诱导因子（hypoxia-inducible factor 1, HIF-1）在许多临床前和临床研究中与辐射抗性有关。小檗碱处理 ESCC 细胞株和异种移植裸鼠后，通过抑制 HIF-1 和 VEGF 的表达使细胞株和异种移植裸鼠放射敏感性增加。因此，小檗碱显著的抗缺氧能力可作为潜在的放疗增敏药物[33]。

（3）胃肠癌

胃肠道癌可影响胃肠道的所有部位，包括胃、小肠、结肠和直肠，以及食道。2000 年就报道了黄连对裸鼠食道肿瘤的抗癌和抗炎作用。小檗碱可以抑制人食管鳞状细胞癌细胞和食管腺癌细胞的 Akt 磷酸化并持续增强 AMPK 磷酸化[34]。2020 年中国癌症新发病例中，胃癌新发病例数 48 万，死亡人数 37 万，均位居第三。小檗碱对胃癌细胞有明显的生长抑制作用，在异种移植瘤中，小檗碱通过抑制 MAPK/MTOR/p70S6K 和 Akt 诱导细胞自噬发挥抑制人胃癌细胞体内外生长的作用[35]。2020 年，全球结直肠癌发病率排名第三、死亡率排名第二。几乎 90% 的结直肠癌病例是由腺瘤引起的，结肠镜检查和手术切除结直肠腺瘤可减小死亡风险，然而复发率高仍然是亟待解决的问题。在动物实验中，小檗碱通过调节肿瘤微环境、改变微生物群结构和抑制肿瘤发生相关的信号通路发挥作用。一项发表在 The Lancet Gastroenterology & Hepatology 杂志上的研究探讨了小檗碱预防结直肠腺瘤复发的临床潜力和安全性。多中心随机双盲安慰剂对照试验在中国 6 个省份的 7 个中心医院进行，整个分析集包括 429 名小檗碱组参与者和 462 名安慰剂组参与者。小檗碱组有 155 例（36%）参与者和安慰剂组有 216 例（47%）参与者在两年的随访期间内发生腺瘤复发，小檗碱治疗组参与者未发现患结直肠癌。小檗碱组中有 6 例（1%）发生便秘，是小檗碱唯一的不良反应。分析显示每日 2 次 0.3g 小檗碱在降低结直肠腺瘤复发风险方面安全有效，可作为息肉切除后化疗预防的一种选择 [36]。而在一项一

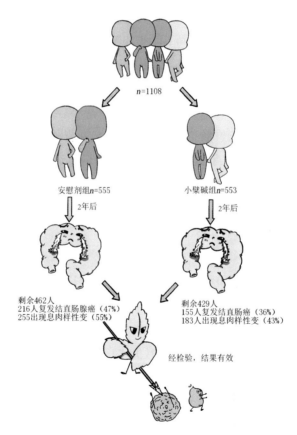

图 2-11 临床试验证明小檗碱能有效降低腺瘤复发风险和息肉样病变

期研究中，12 例溃疡性结肠炎患者，每天服用小檗碱，每天 3 次，每次 0.3g，持续 3 个月后有 5 例出现不良反应，其中 1 例出现肝检测异常[37]。因此，需要更多更大规模的随机试验进行后续研究。

（4）乳腺癌

2020 年乳腺癌以 226 万的全球新增病例数超过肺癌，成为第一大癌症。挽救性乳房切除术并不能消除局部复发或乳腺癌相关死亡风险。SIK3 属于 AMPK 相关激酶家族，在乳腺癌细胞中的高表达会促进肿瘤发生。大黄素和小檗碱联合作用可减弱 SIK3 驱动的乳腺癌肿瘤生长[38]。此外还发现运动和小檗碱协同治疗可改善荷瘤小鼠的免疫系统，调节肠道微生物代谢产物，激活线粒体凋亡通路和 Fas 死亡受体凋亡通路，从而发挥抗乳腺癌作用[39]。在阿霉素耐药乳腺癌异种移植小鼠模型中，小檗碱与阿霉素联合使用促进细胞药物摄

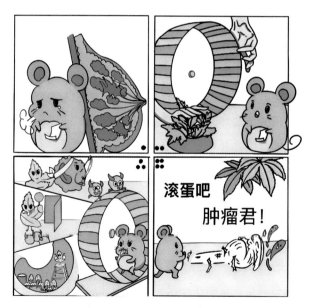

图 2-12 小檗碱和运动协同治疗可发挥抗乳腺癌作用

取、降低药物流出率，因而提高了阿霉素在肿瘤细胞内的浓度和滞留量[40]。三阴性乳腺癌是一种侵袭性乳腺癌亚型，研究发现小檗碱对8种三阴性乳腺癌亚型细胞株均有细胞毒作用，不仅诱导细胞周期停滞，同时引发细胞凋亡。但小檗碱对3D基质胶模型培养的正常人乳腺上皮细胞的活性则没有影响，使其成为很好的三阴性乳腺癌的潜在候选开发药物[41]。

（5）肺癌

随着肺癌发病率和死亡率的不断上升，寻找更加有效的治疗方法日益受到研究者的关注。小檗碱可以诱发非小细胞肺癌（non-small cell lung cancer, NSCLC）细胞体内外DNA损伤和细胞凋亡，并与细胞的增殖和集落形成呈剂量和时间依赖性[42]。此外，小檗碱也可通过抑制TGF-β1诱导的EMT从而抑制异种移植体内的肺癌细胞生长、侵袭和迁移[43]。酪氨酸激酶抑制剂奥希替尼被批准用于治疗带有EGFR突变激活的NSCLC，然而患者对奥希替尼的获得性耐药限制了其在临床上的长期疗效。小檗碱和奥希替尼联合使用可以协同和选择性地降低对奥希替尼耐药的EGFR突变NSCLC细胞株的存活率，也有效地增强了对异种移植裸鼠肿瘤生长的抑制作用，且耐受性良好[44]。另一研究将小檗碱与酪氨酸激酶抑制剂伊可替尼联合应用，同样也促进了NSCLC耐药细胞株的自噬性死亡和凋亡，从而抑制细胞迁移和侵袭，是克服伊马替尼耐药的有效策略[45]。

（6）肝癌

肝癌是2020年第三大癌症相关死亡原因。索拉非尼耐药是影响肝细胞癌患者预后的主要因素之一。小檗碱联合索拉非尼可抑制肝癌细胞增殖，促进caspase-3表达，抑制抗凋亡蛋白Bcl2和VEGF的表达，从而诱导细胞凋亡，证明了小檗碱可增强肝癌细胞对索拉非尼的敏感性[46]。在临床相关浓度（0~30μmol/L）下，小檗碱主要通过凋亡的方式诱导人肝癌细胞 HepG2 的死亡。使用白藜芦醇低浓度单一处理时，虽对细胞活力无影响或影响很小，但抑制了细胞周期，增加了细胞黏附性。当小檗碱和白藜芦醇联合处理时，既保留了白藜芦醇增加细胞黏附的能力，又使肝癌细胞活力显著丧失，可诱导 90% 以上的细胞死亡[47]。该研究提示了联合治疗作为肝癌化疗的潜在用途。

（7）前列腺癌

随着前列腺癌成为 2020 年癌症死亡的第五大原因，迫切需要扩大现有的治疗选择。小檗碱可以进入醛酮还原酶家族 1 成员 C3 的活性中心，抑制酶活性，并降低人前列腺癌细胞内雄激素的合成，抑制其生长[48]。超过 70% 的前列腺癌转移形成骨转移，对激素治疗、放射治疗或化疗不敏感，靶向 EMT 是预防或治疗前列腺癌的重要策略。小檗碱可以下调转移性前列腺癌组织中的 EMT 相关基因，其中 BMP7、NODAL 和 Snail 基因的高表达与前列腺患者较短的生存期相关，小檗碱为高转移性前列腺癌细胞的迁移和侵袭能力的抑制作用提供了潜在的治疗干预措施[49]。通过基于高效液相色谱 – 质谱平台的代谢组学策略，研究前列腺癌细胞模型和裸鼠模型代谢谱的动态变化来阐明小檗碱的治疗机制，发现了血液中的 30 种代谢物生物标志物和前列腺癌细胞中的 14 种代谢物，构建了一个全面的小檗碱代谢表征网络[50]。

（8）黑色素瘤

黑色素瘤是一种最致命的皮肤癌，由于侵袭性强、转移能力强而治疗困难。50μM 小檗碱处理人黑色素瘤细胞 24 小时后，细胞存活率降低 50%，与未处理组相比，小檗碱增加了细胞活性氧的产生，激活的 caspase-3 和 p53 蛋白表达增加，显著增强 ERK 表达及上调促炎和抗炎细胞因子[51]。小檗碱也可通过抑制 NF-κB 信号通路和诱导黑色素瘤细胞 A375-S2 周期 G1 期阻滞从而有效抑制黑色素瘤细胞增殖并诱导其凋亡[52]。小檗碱的抗增殖作用使其成为一个单独或辅助治疗黑色素瘤的候选药物。在对顺铂耐药的黑色素瘤细胞中，小檗碱光动力疗法联合顺铂可以通过活性氧介导的 P38 MAPK 通路使黑色素瘤细胞对顺铂诱导的细胞凋亡敏感 [53]。

（9）妇科癌症

卵巢癌、宫颈癌和子宫内膜癌，是世界范围内女性第二常见的三种癌症类型。宫颈癌和子宫内膜癌在早期可被诊断出来，而卵巢癌往往在治疗困难的晚期才被诊断出来。EGFR/ErbB2 的过表达常发生在卵巢癌中，小檗碱通过泛素介导的蛋白酶体降解诱导 ErbB2 消耗，抑制 EGFR 和 ErbB2 下游靶点 [54]。卵巢癌化疗后，通过能够调节多能性相关基因 BMI1 和 EMT 标记物 Vimentin 和 Snail 的转录因子 GLI1 来加剧迁移性和肿瘤干细胞（cancer stem cells, CSC）样特征。研究发现小檗碱不仅可以下调 CSC 样特征，还可通过抑制化疗激活的 BLI1/BMI1 通路逆转 EMT 和迁移 [55]。小檗碱不仅能减缓卵巢腺癌细胞和原发性卵巢癌细胞的增殖，与顺铂联合治疗可通过 caspase 依赖通路和 RIPK3、MLKL 通路分别诱导卵巢癌细胞的凋亡和坏死，显著增加细胞死亡，改善化疗药物的抗癌作用 [56]。盐酸小檗碱可能通过上调 p53、下调 Bcl-2 和 cox-2 mRNA 表达水平来抑制人宫颈癌细胞 Hela229 增殖和诱导凋亡 [57]。特定类型的高危人乳头瘤病毒尤其是 HPV16 型和 18 型可引发宫颈癌，AP-1 蛋白在 HPV 病毒介导的宫颈癌发生中起着核心作用。研究发现小檗碱可以抑制 AP-1 活性并阻断病毒癌蛋白 E6 和 E7 的表达，有效地靶向与宫颈癌发生有关的宿主和病毒因子，发挥抗 HPV 感染的作用 [58]。小檗碱已被证明在体内和体外通过 miR-101/COX-2/PGE2 信号通路抑制子宫内膜癌细胞的生长、迁移、侵袭和转移 [59]。

（10）骨髓瘤

多发性骨髓瘤（multiple myeloma, MM）是一种无法治愈的恶性血液病，以骨髓浆细胞的恶性增生为特征，虽然硼替佐米在 MM 的治疗中已显示出显著疗效，但耐药性和疾病复发仍是主要问题。其中血液系统恶性肿瘤与 miR–19a/92a 表达密切相关，而小檗碱可以抑制 MM 的细胞活力，下调 miR–19a/92a 的表达[60]。采用表面等离子体共振和液相色谱–质谱串联的筛选方法发现 UHRF1 是小檗碱的潜在靶点，UHRF1 过表达促进了 MM 细胞的增殖，小檗碱可以通过泛素依赖性蛋白酶体系诱导 UHRF1 降解。体外实验证明小檗碱可杀死 MM 细胞，并延长体内 MM 异种移植小鼠的生存[61]。

三、小檗碱的不良反应与注意事项

小檗碱、阿司匹林、他汀类和二甲双胍都是临床常用药物，已有多年的应用历史。小檗碱本身是一种安全的膳食补充剂，口服不良反应很少见，主要为轻微或轻度胃肠道不适或便秘等消化系统不良反应，未见肾功能损害等严重不良反应。

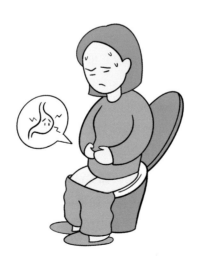

图 2-13 小檗碱可能的副作用——肠胃胀气、便秘腹泻、腹痛

临床糖尿病患者每天服用 3 次 500mg 小檗碱，持续 13 周，出现短暂的胃肠道副作用，包括便秘、腹泻、腹痛和肠胃胀气，肝酶和肌酐水平没有明显变化[62]。12 名心脏病患者中有 4 名静脉输注 0.2mg/kg 小檗碱 30 分钟出现室性心动过速伴尖端扭转型室性心动过速不良反应[63]。但相比于阿司匹林常见的胃肠道黏膜损伤和出血倾向等不良反应，他汀类的肌痛和肝功能损害等，二甲双胍的胃肠道反应、酸中毒、低血糖等副反应，小檗碱的副作用显得比较轻。未来还需要在临床前和临床上更深入研究小檗碱的毒性特征，以证明其在人体长期使用的安全性。

以下几类人服用小檗碱应慎重咨询医生意见：

（1）孕妇和哺乳期的妇女需要注意，研究人员认为，小檗碱可以穿过胎盘，对胎儿造成伤害，小檗碱也可以通过母乳传递给婴儿，可能会造成伤害。

（2）新生儿服用小檗碱可能导致核黄疸，严重时造成脑损伤。黄疸是由于血液中胆红素过多而引起的皮肤发黄，而胆红素是老化的红细胞分解时产生的一种化学物质。它通常由肝脏排除，但小檗碱可能会阻止肝脏快速清除胆红素。

（3）小檗碱可以降血压，故它可能会增加患有低血压人群的血压过低风险。

（4）有证据表明小檗碱可以与大环内酯类抗生素相互作用，包括阿奇霉素和克拉霉素，可能导致心律失常。服用此类抗生素的人群需要注意。

（5）小檗碱抑制某些色素，如 CYP2D6、CYP2C9 和 CYP3A4，而这些细胞色素是许多药物的靶标，如果将盐酸小檗碱与其他具有相同靶点的药物一起使用，会有潜在的风险和副作用。

（6）有遗传性红细胞 6- 磷酸葡萄糖脱氢酶缺陷的患者不宜服用小檗碱，可能引起红细胞溶解和黄疸。

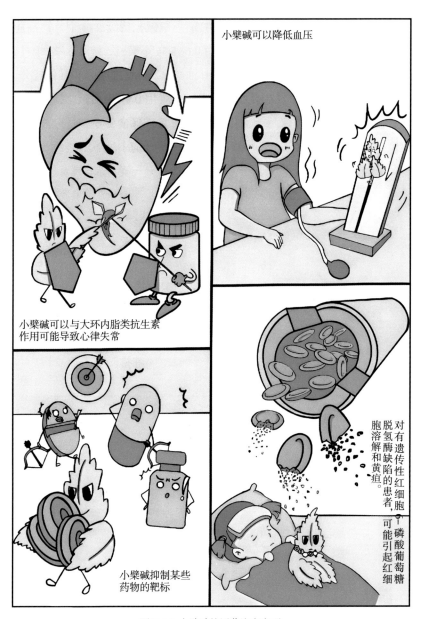

图 2-14 小檗碱的用药注意事项

75

糖尿患者每天分剂量服用 0.9~1.5g 小檗碱，持续 2~4 个月；高胆固醇或高脂血症患者每天分剂量服用 0.6~1.5g 小檗碱，持续 6~24 个月，复合产品含有 500mg 小檗碱、10mg 甘油醇、200mg 红曲米和其他成分，每天服用，持续 12 个月；高血压患者每天服用 0.9g 小檗碱，持续 2 个月；多囊卵巢患者建议每天服用 1.5g 小檗碱，持续 3~6 个月；对于口腔溃疡患者，每克中含 5mg 小檗碱的凝胶，每天涂抹 4 次，连续 5 天。

编写者：陈磊、汪凯婷

绘图：童启聆、扈煜婕

参考文献

[1] Petronio Petronio G, Cutuli MA, Magnifico I, et al. In Vitro and In Vivo Biological Activity of Berberine Chloride against Uropathogenic E. coli Strains Using Galleria mellonella as a Host Model[J]. Molecules, 2020; 25(21):5010.

[2] Warowicka A, Nawrot R, Goździcka-J ó zefiak A. Antiviral activity of berberine[J]. Archives of virology ,2020, 165(9): 1935-45.

[3] Kong W, Wei J, Abidi P, et al. Berberine is a novel cholesterol-lowering drug working through a unique mechanism distinct from statins[J]. Nat Med ,2004,10(12): 1344-51.

[4] Xu X, Yi H, Wu J, et al. Therapeutic effect of berberine on metabolic diseases: Both pharmacological data and clinical evidence[J]. Biomed Pharmacother, 2021; 133: 110984.

[5] Wu L, Xia M, Duan Y, et al. Berberine promotes the recruitment and activation of brown adipose tissue in mice and humans[J]. Cell Death Dis, 2019, 10(6): 468.

[6] Yan HM, Xia MF, Wang Y, et al. Efficacy of Berberine in Patients with Non-Alcoholic Fatty Liver Disease[J]. PLoS One, 2015, 10(8): e0134172.

[7] Chen C, Lin Q, Zhu XY, et al. Pre-clinical Evidence: Berberine as a Promising Cardioprotective Candidate for Myocardial Ischemia/Reperfusion Injury, a Systematic Review, and Meta-Analysis[J]. Front Cardiovasc Med ,2021,8: 646306.

[8] 刘丹，曹广尚，司席席，等 . 黄连中生物碱类成分抗心律失常研究概述 [J], 山东中医杂志， 2017, 36(02): 164-6+71.

[9] Li MH, Zhang YJ, Yu YH, et al. Berberine improves pressure overload-induced cardiac hypertrophy and dysfunction through enhanced autophagy[J]. European journal of pharmacology, 2014,728: 67-76.

[10] Allijn IE, Czarny BMS, Wang X, et al. Liposome encapsulated berberine treatment attenuates cardiac dysfunction after myocardial infarction[J]. Journal of controlled

release : official journal of the Controlled Release Society, 2017,247: 127–33.

[11] Paul M, Hemshekhar M, Kemparaju K, Girish KS. Berberine mitigates high glucose-potentiated platelet aggregation and apoptosis by modulating aldose reductase and NADPH oxidase activity[J]. Free Radic Biol Med, 2019, 130: 196–205.

[12] Fatahian A, Haftcheshmeh SM, Azhdari S, et al. Promising Anti-atherosclerotic Effect of Berberine: Evidence from In Vitro, In Vivo, and Clinical Studies. Reviews of physiology[J]. biochemistry and pharmacology, 2020,178: 83–110.

[13] Guo HH, Feng CL, Zhang WX, et al. Liver-target nanotechnology facilitates berberine to ameliorate cardio-metabolic diseases[J]. Nat Commun, 2019, 10(1): 1981.

[14] 王佳俊 , 王建 , 李勇 , et al. 基于细胞信号通路探讨小檗碱治疗溃疡性结肠炎研究进展 [J]. 中国中药杂志 , 2021, 46(01): 33–40.

[15] Ji HF, Shen L. Berberine: a potential multipotent natural product to combat Alzheimer's disease[J]. Molecules, 2011, 16(8): 6732–40.

[16] Zhao C, Su P, Lv C, et al. Berberine Alleviates Amyloid beta-Induced Mitochondrial Dysfunction and Synaptic Loss[J]. Oxid Med Cell Longev, 2019, 2019: 7593608.

[17] Wang Y, Tong Q, Ma SR, et al. Oral berberine improves brain dopa/dopamine levels to ameliorate Parkinson's disease by regulating gut microbiota[J]. Signal transduction and targeted therapy, 2021, 6(1): 77.

[18] Li X, Su Y, Li N, Zhang FR, Zhang N. Berberine Attenuates MPP(+)-Induced Neuronal Injury by Regulating LINC00943/miR-142-5p/KPNA4/NF-κB Pathway in SK-N-SH Cells[J]. Neurochemical research, 2021, 46(12): 3286–300.

[19] 蔡悦 , 袁捷 , 刘晓龙 , 等 . 小檗碱对神经元保护作用机制的研究进展 [J]. 现代药物与临床 , 2018, 33(08): 2154–8.

[20] 田悦 , 王奇 , 罗玉敏 . 小檗碱介导的抗脑缺血凋亡通路研究进展 [J]. 实用药物与临床 ,2021; 24(05): 461–5.

[21] Kulkarni SK, Dhir A. On the mechanism of antidepressant-like action of berberine chloride[J]. European journal of pharmacology, 2008, 589(1-3): 163-72.

[22] Liu YM, Niu L, Wang LL, et al. Berberine attenuates depressive-like behaviors by suppressing neuro-inflammation in stressed mice[J]. Brain research bulletin, 2017, 134: 220-7.

[23] Fang Y, Zhang J, Zhu S, et al. Berberine ameliorates ovariectomy-induced anxiety-like behaviors by enrichment in equol generating gut microbiota[J]. Pharmacological research, 2021, 165: 105439.

[24] Asemi Z, Behnam M, Pourattar MA, et al. Therapeutic Potential of Berberine in the Treatment of Glioma: Insights into Its Regulatory Mechanisms[J]. Cell Mol Neurobiol, 2021, 41(6): 1195-201.

[25] Choi MS, Yuk DY, Oh JH, et al. Berberine inhibits human neuroblastoma cell growth through induction of p53-dependent apoptosis[J]. Anticancer researchm 2008,28(6a): 3777-84.

[26] Naveen CR, Gaikwad S, Agrawal-Rajput R. Berberine induces neuronal differentiation through inhibition of cancer stemness and epithelial-mesenchymal transition in neuroblastoma cells[J]. Phytomedicine : international journal of phytotherapy and phytopharmacology, 2016, 23(7): 736-44.

[27] Maiti P, Plemmons A, Dunbar GL. Combination treatment of berberine and solid lipid curcumin particles increased cell death and inhibited PI3K/Akt/mTOR pathway of human cultured glioblastoma cells more effectively than did individual treatments[J]. PLoS One, 2019, 14(12): e0225660.

[28] Seo YS, Yim MJ, Kim BH, et al. Berberine-induced anticancer activities in FaDu head and neck squamous cell carcinoma cells[J]. Oncology reports, 2015,34(6): 3025-34.

[29] Tsang CM, Cheung YC, Lui VW, et al. Berberine suppresses tumorigenicity and growth of nasopharyngeal carcinoma cells by inhibiting STAT3 activation induced by tumor associated fibroblasts[J]. BMC cancer, 2013, 13: 619.

[30] Wang J, Kang M, Wen Q, et al. Berberine sensitizes nasopharyngeal carcinoma cells to radiation through inhibition of Sp1 and EMT[J]. Oncology reports, 2017,37(4): 2425-32.

[31] Skonieczna M, Hudy D, Poterala-Hejmo A, Hejmo T, Buldak RJ, Dziedzic A. Effects of Resveratrol, Berberine and Their Combinations on Reactive Oxygen Species, Survival and Apoptosis in Human Squamous Carcinoma (SCC-25) Cells[J]. Anti-cancer agents in medicinal chemistry, 2019,19(9): 1161-71.

[32] Dziedzic A, Kubina R, Bułdak RJ, Skonieczna M, Cholewa K. Silver Nanoparticles Exhibit the Dose-Dependent Anti-Proliferative Effect against Human Squamous Carcinoma Cells Attenuated in the Presence of Berberine[J]. Molecules, 2016, 21(3): 365.

[33] Yang X, Yang B, Cai J, et al. Berberine enhances radiosensitivity of esophageal squamous cancer by targeting HIF-1α in vitro and in vivo[J]. Cancer biology & therapy, 2013, 14(11): 1068-73.

[34] Jiang SX, Qi B, Yao WJ, et al. Berberine displays antitumor activity in esophageal cancer cells in vitro[J]. World journal of gastroenterology, 2017, 23(14): 2511-8.

[35] Zhang Q, Wang X, Cao S, et al. Berberine represses human gastric cancer cell growth in vitro and in vivo by inducing cytostatic autophagy via inhibition of MAPK/mTOR/p70S6K and Akt signaling pathways[J]. Biomed Pharmacother, 2020, 128: 110245.

[36] Chen YX, Gao QY, Zou TH, et al. Berberine versus placebo for the prevention of recurrence of colorectal adenoma: a multicentre, double-blinded, randomised controlled study[J]. The lancet Gastroenterology & hepatology, 2020, 5(3): 267-75.

[37] Xu L, Zhang Y, Xue X, et al. A Phase I Trial of Berberine in Chinese with Ulcerative Colitis[J]. Cancer prevention research (Philadelphia, Pa) ,2020, 13(1): 117-26.

[38] Ponnusamy L, Kothandan G, Manoharan R. Berberine and Emodin abrogates breast

cancer growth and facilitates apoptosis through inactivation of SIK3-induced mTOR and Akt signaling pathway[J]. Biochimica et biophysica acta Molecular basis of disease, 2020, 1866(11): 165897.

[39] Ma W, Zhang Y, Yu M, et al. In-vitro and in-vivo anti-breast cancer activity of synergistic effect of berberine and exercise through promoting the apoptosis and immunomodulatory effects[J]. International immunopharmacology, 2020, 87: 106787.

[40] Wang Y, Liu Y, Du X, Ma H, Yao J. Berberine Reverses Doxorubicin Resistance by Inhibiting Autophagy Through the PTEN/Akt/mTOR Signaling Pathway in Breast Cancer[J]. OncoTargets and therapy, 2020; 13, 1909-19.

[41] El Khalki L, Maire V, Dubois T, Zyad A. Berberine Impairs the Survival of Triple Negative Breast Cancer Cells: Cellular and Molecular Analyses[J]. Molecules, 2020, 25(3):506.

[42] Chen J, Huang X, Tao C, et al. Berberine chloride suppresses non-small cell lung cancer by deregulating Sin3A/TOP2B pathway in vitro and in vivo[J]. Cancer chemotherapy and pharmacology, 2020, 86(1): 151-61.

[43] Qi HW, Xin LY, Xu X, et al. Epithelial-to-mesenchymal transition markers to predict response of Berberine in suppressing lung cancer invasion and metastasis[J]. Journal of translational medicine, 2014, 12: 22.

[44] Chen Z, Vallega KA, Chen H, et al. The natural product berberine synergizes with osimertinib preferentially against MET-amplified osimertinib-resistant lung cancer via direct MET inhibition[J]. Pharmacological research, 2021, 175: 105998.

[45] Chen P, Dai CH, Shi ZH, et al. Synergistic inhibitory effect of berberine and icotinib on non-small cell lung cancer cells via inducing autophagic cell death and apoptosis[J]. Apoptosis : an international journal on programmed cell death, 2021, 26(11-12): 639-56.

[46] Huang Y, Wang K, Gu C, et al. Berberine, a natural plant alkaloid, synergistically sensitizes human liver cancer cells to sorafenib[J]. Oncology reports, 2018, 40(3):

1525-32.

[47] D'Arcy MS, Pike CVS, Coussons PJ. A novel combined resveratrol/berberine phytochemotheraputic using the HePG2 cell line as a model for the treatment of hepatocarcinoma[J]. Cell biology international, 2021,45(12): 2499-509.

[48] Tian Y, Zhao L, Wang Y, et al. Berberine inhibits androgen synthesis by interaction with aldo-keto reductase 1C3 in 22Rv1 prostate cancer cells[J]. Asian journal of andrology, 2016, 18(4): 607-12.

[49] Liu CH, Tang WC, Sia P, et al. Berberine inhibits the metastatic ability of prostate cancer cells by suppressing epithelial-to-mesenchymal transition (EMT)-associated genes with predictive and prognostic relevance[J]. International journal of medical sciences, 2015, 12(1): 63-71.

[50] Li X, Zhang A, Sun H, et al. Metabolic characterization and pathway analysis of berberine protects against prostate cancer[J]. Oncotarget, 2017, 8(39): 65022-41.

[51] Palma TV, Bianchin NB, de Oliveira JS, et al. Berberine increases the expression of cytokines and proteins linked to apoptosis in human melanoma cells[J]. Molecular biology reports, 2022,49(3):2037-2046.

[52] 梁婵婵, 裴小娜, 孔芳. 盐酸小檗碱对人黑色素瘤 A375-S2 细胞增殖、凋亡的影响及其机制研究 [J]. 中国药师, 2021, 24(01): 70-4+80.

[53] Wang X, Gong Q, Song C, et al. Berberine-photodynamic therapy sensitizes melanoma cells to cisplatin-induced apoptosis through ROS-mediated P38 MAPK pathways[J]. Toxicology and applied pharmacology, 2021,418: 115484.

[54] Chuang TC, Wu K, Lin YY, et al. Dual down-regulation of EGFR and ErbB2 by berberine contributes to suppression of migration and invasion of human ovarian cancer cells[J]. Environmental toxicology, 2021, 36(5): 737-47.

[55] Zhao Y, Yang X, Zhao J, et al. Berberine inhibits chemotherapy-exacerbated ovarian cancer stem cell-like characteristics and metastasis through GLI1[J]. European journal of pharmacology, 2021, 895: 173887.

[56] Liu L, Fan J, Ai G, et al. Berberine in combination with cisplatin induces

necroptosis and apoptosis in ovarian cancer cells[J]. Biological research, 2019, 52(1): 37.

[57] Wang HY, Yu HZ, Huang SM, Zheng YL. p53, Bcl-2 and cox-2 are involved in berberine hydrochloride-induced apoptosis of HeLa229 cells[J]. Molecular medicine reports, 2016, 14(4): 3855-61.

[58] Mahata S, Bharti AC, Shukla S, Tyagi A, Husain SA, Das BC. Berberine modulates AP-1 activity to suppress HPV transcription and downstream signaling to induce growth arrest and apoptosis in cervical cancer cells[J]. Molecular cancer, 2011,10: 39.

[59] Wang Y, Zhang S. Berberine suppresses growth and metastasis of endometrial cancer cells via miR-101/COX-2[J]. Biomed Pharmacother, 2018, 103: 1287-93.

[60] Yin Z, Yang J, Ning R, et al. Signal pathways, diseases, and functions associated with the miR-19a/92a cluster and the use of berberine to modulate the expression of this cluster in multiple myeloma cells[J]. Journal of biochemical and molecular toxicology, 2018, 32(6): e22057.

[61] Gu C, Yin Z, Nie H, et al. Identification of berberine as a novel drug for the treatment of multiple myeloma via targeting UHRF1[J]. BMC biology, 2020,18(1): 33.

[62] Yin J, Xing H, Ye J. Efficacy of berberine in patients with type 2 diabetes mellitus[J]. Metabolism: clinical and experimental, 2008, 57(5): 712-7.

[63] Marin-Neto JA, Maciel BC, Secches AL, Gallo J ú nior L. Cardiovascular effects of berberine in patients with severe congestive heart failure[J]. Clinical cardiology, 1988, 11(4): 253-60.

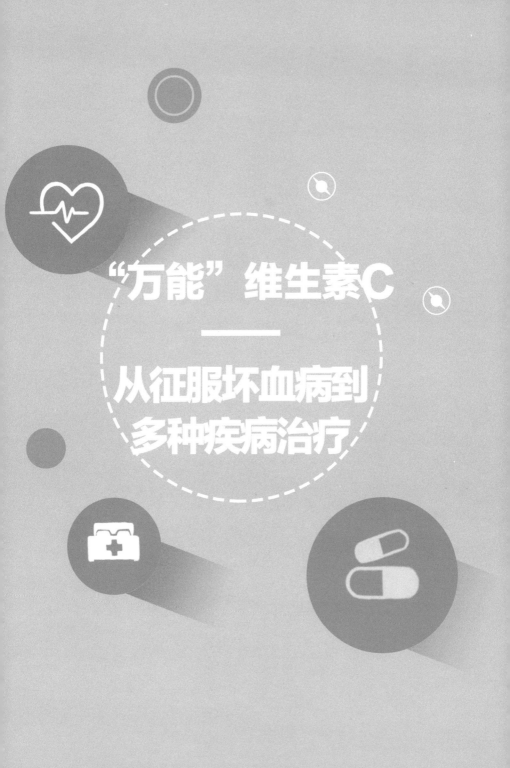

"万能"维生素C
——
从征服坏血病到多种疾病治疗

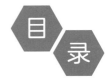

导语 →

- 维生素 C 又名抗坏血酸，是人体内无法合成但不可缺少的必需营养素，最早因其可以治疗坏血病而被发现。
- 随着研究的深入，维生素 C 在癌症、眼病、皮肤衰老、免疫系统疾病、动脉粥样硬化和糖尿病等多种疾病治疗中发挥重要作用。
- 维生素 C 并不是"万能药物"，过量摄入易引起胃肠道反应、血栓、泌尿系统结石、肾脏损伤和痛风等不良反应。

有人开玩笑说"多喝热水""早点睡觉""重启一下"是解决任何问题的三大法门，而维生素 C 则颇有名列第四的势头——当一个人生病的时候，人们常说的就是吃点维生素 C，那么维生素 C 究竟有多"万能"呢？

维生素 C 又名抗坏血酸，英文名是 Vitamin C 或 ascorbic acid，分子式为 $C_6H_8O_6$。维生素 C 为酸性己糖衍生物，是烯醇式己糖酸内酯，是人和其他少数生物的必需营养素。由于豚鼠和灵长类（包括人类）体内缺乏 L- 古洛糖酸内酯氧化酶（L-gulonolactone oxidase，GULO）基因，不能合成 GULO，无法合成维生素 C，故人体只能通过摄取富含维生素 C 的食物来维持体内维生素 C 的平衡 [1]。维生素 C 也是所有维生素中每日需要量最大的一种（拿普通成年人来说，绝大多数维生素的营养素膳食推荐供应量都在每日 20 mg 以下，而维生素 C 则是每日 100 mg）。维生素 C 通常只存在于植物性食物中，动物性食物基本不含维生素 C，各类新鲜的蔬菜和水果是它的主要来源 [2]。水果如番石榴（芭乐）、猕猴桃、枣、木瓜和橙子等维生素 C 含量高；蔬菜如辣椒、甜椒、西蓝花、豌豆、紫甘蓝等都含有丰富的维生素 C（图 3-1）。维生素 C 具有很强的还原性（抗氧化性），极易溶于水，遇热和氧化易被破坏，在中性和碱性溶液中，受光线、金属离子（铜、铁等）作用则会加快其破坏速度。例如，蔬菜在高温下煮 5~10 分钟，维生素 C 的损失率即可达到 70%~90%。

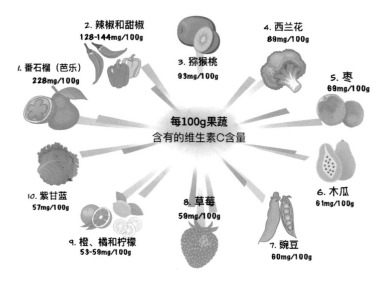

图 3-1 富含维生素 C 的常见水果和蔬菜

一、维生素 C 的发现——从征服"海上凶神"到诺贝尔奖

现在我们都知道维生素 C 是人体不可或缺的，然而，它的发现却是人类用血泪教训换来的。一说到维生素 C，就不得不说一个病——坏血病。公元前 400 年，希波克拉底就描述了这个病：这是一种特征为出血、牙龈肿胀、肌肉关节疼痛的疾病，但当时没有人能搞明白病因。最开始研究坏血病的是一个英国海军的医生。因为当时的英国正是海上实力强大的时期，在海战中打败了法国，英国海军、货船开始驰骋海洋。但长久的船上生活，很多人都得了坏血病。1747 年，这位医生做了实验，让这些患严重坏血病的士兵尝试各种食物，以观察效果。结果发现，吃柑橘类水果可以预防和治疗坏血病。于是，英国开始给水兵喝酸橙汁，从此坏血病在英国海军几乎很少发病。维生素 C 的另一个名字抗坏血酸由此得名。1931~1932 年，英国匹斯堡大学的查理·格伦金（Charles Glen

King）开始用天竺鼠来做实验对象，试图提取出柠檬汁内能够治疗坏血病的有效物质。1932 年 4 月 4 日，他终于提取出了这种物质——维生素 C，并证明了它的化学结构为己糖醛酸。紧接着，匈牙利生理学家艾尔伯特·哲尔吉也获得了同样的发现并向世界发表。1937 年，诺贝尔生理学或医学奖组委会将奖项颁给了哲尔吉以表彰他对于维生素 C 的发现和研究。

二、维生素 C 的发展——在多种疾病治疗中的应用

随着研究的深入，维生素 C 在癌症、眼病、皮肤衰老、免疫系统疾病、动脉粥样硬化和糖尿病等多种疾病治疗中发挥重要作用（图 3-2）。

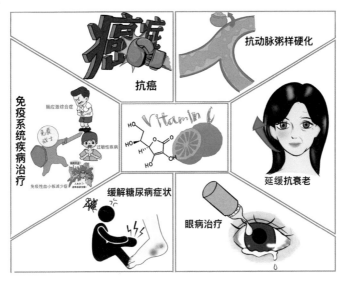

图 3-2 维生素 C 在多种疾病治疗中的应用

▶ 1. 维生素 C 与癌症

（1）20 世纪末：维生素 C 在癌症治疗中的争议——鲍林 vs 梅奥

诊所

　　早在 20 世纪 30 年代就有人提出维生素 C 有抗癌作用。20 世纪 70
年代初，诺贝尔化学奖和和平奖双料得主、美国化学家——莱纳斯·鲍
林（Linus Pauling）开始专研维生素 C，除了倡导使用大剂量维生素 C
来促进健康长寿、预防普通感冒，鲍林还提出了使用超高剂量维生素 C
治疗癌症的可能性。他和英国外科医生伊万·卡梅隆（Ewan Cameron）
一起使用高剂量维生素 C 输液辅助治疗晚期癌症患者。这项临床实验
有 100 个晚期癌症患者参加，这些患者除了他们既定的标准治疗外，
还每天通过输液给予患者 10g 维生素 C（正常成年人的维生素 C 的每日
推荐平均摄入量为 100mg）。连续输液 10 天后改用每天口服 10 g 维生
素 C，对照组则是 1000 个使用标准化疗的晚期癌症患者。他们的结果
显示，在标准治疗基础上外加超高剂量维生素 C 可以显著延长晚期癌
症患者的生存期，平均比对照组多活 300 天或者更长。在维生素 C 治
疗的组中 22% 的终末期患者存活超过 1 年，而对照组中成活超过 1 年
的只有 0.4%[3]。

　　最初鲍林的结果很鼓舞人心，很快作为全球顶级医院之一的美国
梅奥诊所（Mayo Clinic）用维生素 C 进行了双盲临床实验。这项临床
实验招募了 150 人，在标准治疗基础上治疗组给予每天口服 10g 维生
素 C、对照组给予每天 10 g 乳糖，结果发现维生素 C 组并不比对照组
癌症进展减慢，存活时间更长 [4]。梅奥诊所的结果发表在权威的 *The
New England Journal of Medicine* 杂志上。鲍林和梅奥诊所对维生素 C 治
疗癌症的临床实验结果发生了激烈的争执，互相责怪对方临床试验设
计有问题。鲍林指责梅奥诊所临床试验仅通过口服给药，血液浓度达
不到治疗浓度。并且患者选择上也有问题，治疗组和对照组只是选择
了癌症分期一致的患者，而不是终末晚期患者。梅奥诊所指责鲍林临
床试验不严格，不是随机双盲实验，主观上挑选了治疗组的患者比对

照组癌症恶化程度低。鲍林不是医生，观察性临床试验确实也设计得不够严谨。最终医学界站在梅奥诊所的一边，否认维生素 C 治疗癌症的作用。鲍林与梅奥诊所在维生素 C 治疗癌症上的这场大论战持续了 20 多年，直到鲍林去世（图 3–3）。

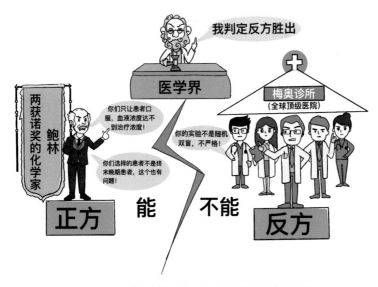

图 3–3　20 世纪末关于维生素 C 能否治疗癌症的争议

（2）21 世纪：重新点燃维生素 C 癌症疗法——口服 vs 静脉给药

20 世纪 70 年代医学界掀起研究用维生素 C 治疗癌症的热潮，后来由于梅奥诊所的临床试验得出结论认为，口服高剂量维生素 C 对于癌症患者没有明显益处，维生素 C 逐渐被打入癌症治疗的"冷宫"。直到 2005 年，美国国立卫生研究院（NIH）的马克·莱文（Mark Levine）团队在 *Proceedings of the National Academy of Sciences of the United States of America* 杂志发表论文指出，只有通过静脉注射，人体内的维生素 C 浓度才能达到可发挥抗癌效果的药理学水平（大于

100μmol/L）[5]。马克·莱文团队最初对 43 种癌细胞系和 5 种正常细胞系进行的实验显示，100μmol/L–10mmol/L 的高浓度的维生素 C 对75% 的癌细胞系都有抑制效果，并且大于 20mmol/L 的维生素 C 也不会影响正常的细胞系。随后，他们用小鼠肿瘤模型进行实验并发现，大剂量注射维生素 C（4g/kg）可使肿瘤重量和生长速度分别降低 41% 和53%[6,7]。机制上，大剂量维生素 C 选择性杀死癌细胞并不是利用众所周知的还原态维生素 C（L–ascorbate acid）的抗氧化特质，相反是利用氧化态维生素 C（dehydroascorbate acid，DHA）的促氧化特质。大剂量维生素 C 进入身体后在细胞间质被氧化成为 DHA，而 DHA 才是杀死癌细胞的有效成分。DHA 通过细胞膜上的葡萄糖转运泵选择性进入癌细胞，然后消耗掉细胞内的谷胱甘肽，造成细胞中大量活性氧（reactive oxygen species，ROS）——过氧化氢。过氧化氢进一步与铁离子会发生芬顿反应（Fenton reaction），产生破坏性极强的羟氧自由基（hydroxy radicals），对 DNA 和蛋白质都有强大破坏力，最终导致癌细胞死亡[6,7]。

口服时，人体血浆中维生素 C 的浓度受多种共同作用的机制严格控制：肠道吸收，组织蓄积，肾脏重吸收和排泄，故口服再多的维生素 C，血药浓度也无法超过 200μmol/L。然而，当通过静脉内或腹膜内给药时，很容易达到毫摩尔浓度的维生素 C 的药理学浓度。梅奥诊所研究中使用的口服维生素 C 剂量产生的血浆峰值浓度低于 200μmol/L。相反，在鲍林研究中使用的相同剂量的静脉注射将产生接近 6mmol/L 的峰值血浆浓度，高出 25 倍以上，而这个浓度根据马克·莱文团队的临床前研究足以杀死癌细胞。因此，药理学浓度的维生素 C 是选择性杀伤癌细胞的关键，而药理学浓度只有通过静脉注射的给药方式才能达到，而非口服（图 3-4）。自此，维生素 C 治疗癌症的研究热潮重新被点燃。遥想当年，鲍林与众多医学权威机构和权威人士论争几乎是孤军作战，但是鲍林在长长的 20 多年时间里，义无反顾地奋起捍卫自己的观点，这种勇气和探索精神令人深深敬仰。

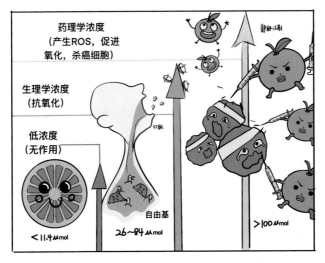

图 3-4 维生素 C 通过口服或静脉给药的血药浓度和作用区别

（3）维生素 C 的抗癌机制

随着研究的深入，维生素 C 的抗肿瘤机制正在被一步步揭示，目前比较被认可的机制主要有 3 种，即维生素 C 诱导产生过氧化氢及其导致的氧化应激、维生素 C 介导的表观遗传学改变、维生素 C 调节缺氧诱导因子（hypoxia-inducible factor，HIF）活性（图 3-5）。

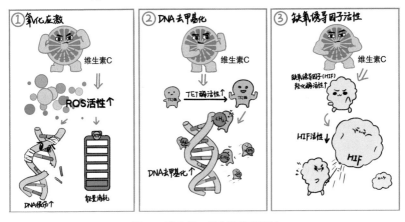

图 3-5 维生素 C 的主要抗癌机制

维生素 C 通过氧化应激介导的 DNA 损伤和 ATP 耗竭，不仅选择性杀伤 BRAF 或 KRAS 突变的结肠癌，而且优先杀死肝癌干细胞。2015 年，美国威尔·康奈尔医学院、哈佛医学院等机构的科学家们在 *Science* 杂志上报道，维生素 C 能够在小鼠中杀死携带一种常见致癌突变的肿瘤细胞，抑制肿瘤的生长 [8]。高剂量维生素 C 产生的 ROS 造成细胞内 DNA 链断裂，该损伤需由多聚 ADP-核糖聚合酶（polyADP-ribose polymerase，PARP）修复，PARP 修复 DNA 链的过程需要消耗氧化型烟酰胺腺嘌呤二核苷酸（nicotinamide adenine dinucleotide，NAD^+），NAD^+ 作为辅助因子被分解为烟酰胺，而同时 NAD^+ 作为甘油醛-3-磷酸脱氢酶（glyceraldehyde3-phosphate dehydrogenase，GAPDH）的辅助因子，NAD^+ 的耗竭会直接影响由 GAPDH 催化的生成 ATP 的反应，导致细胞内 ATP 下降，抑制细胞能量产生，从而杀死具有 BRAF 或 KRAS 突变的结肠癌细胞。此外，研究人员给形成 KRAS 驱动结肠肿瘤的基因工程小鼠每日腹腔注射高剂量的维生素 C（4g/kg），结果发现经过维生素 C 治疗的小鼠形成的结肠肿瘤明显较少且更小。此外，大剂量维生素 C 通过氧化应激介导的 DNA 损伤和 ATP 耗竭，优先杀死高表达维生素 C 转运体的肝癌干细胞。肿瘤干细胞在启动肿瘤形成和生长中起着决定性作用，现有的治疗措施尚无法针对肿瘤干细胞发挥作用，这是导致肝癌复发和耐药的主要原因之一 [9]。2018 年，海军军医大学王红阳院士团队通过体外细胞实验和人源肿瘤组织异种移植（patient-derived xenografts，PDX）模型发现，高表达钠依赖的维生素 C 转运体 2（sodium-dependent vitamin C transporter 2，SVCT-2）的肝癌干细胞介导更多的维生素 C 转运入肝癌干细胞内，从而产生更多 ROS，引起 DNA 损伤和能量耗竭，最终导致细胞周期阻滞和凋亡 [10, 11]。最后研究者通过对 613 例行肝癌切除术患者的回顾性研究表明，术后接受静脉滴注 2g 维生素 C 治疗患者的无病生存期明显延长。2g 维生素 C 在人体内所能达到的血药浓度被证实在体外对肝癌细胞有显著杀伤作用。尽管仍需进一步的临床试验证实，静脉注射高浓度维生素 C 可能成为一种廉价、高效、低副作用的治疗方法，为肝癌患者带来福音。

维生素 C 通过表观遗传学的调节作用，抑制血液肿瘤发生。DNA 甲基化是肿瘤发生的早期事件，DNA 超甲基化多见于抑癌基因 [12]。许多肿瘤，特别是血液肿瘤常常表现出异常的 DNA 或（和）组蛋白高甲基化。DNA 去甲基化酶——DNA 双加氧酶 TET（ten eleven translocation）蛋白属于铁离子 - α - 酮戊二酸依赖的双氧合酶，可以将 5- 甲基胞嘧啶（5-methylcytosine，5mC）氧化为 5- 羟甲基胞嘧啶（5-hydroxymethylcytosine，5hmC），从而降低甲基化水平 [13]。维生素 C 作为铁离子 - α - 酮戊二酸依赖的双氧合酶的辅助因子，可以增强 TET 蛋白的活性，导致 DNA 去甲基化。体外细胞学研究发现，添加维生素 C 能够增强肿瘤细胞 TET 蛋白活性，使得细胞内 5hmC 水平升高、5mC 水平降低，表现为细胞恶性程度降低、对抗癌药物敏感性增强 [14]。2017 年，顶级期刊 *Nature*（美国德克萨斯大学 Agathocleous 团队）和 *Cell*（美国纽约大学 Cimmino 团队）上均报道了在动物模型中，补充维生素 C 能增强 TET 蛋白活性，抑制造血干细胞的增殖，促进细胞的分化和凋亡，抑制血液肿瘤发生 [15,16]。

维生素 C 通过调节 HIF-1 的活性，抑制多种实体瘤的生长。HIF-1 是由受氧含量调节的 HIF-1α 和持续表达的 HIF-1β 构成的一种异二聚体转录因子，在肿瘤缺氧的微环境中被激活，可通过上调细胞糖酵解、血管生成、细胞存活通路等作用使得细胞适应缺氧状态，是肿瘤生长、转移、放化疗耐受的关键介质 [17]。HIF-1α 的活性受 HIF 羟化酶调节，HIF 羟化酶属于铁离子 - α - 酮戊二酸依赖的双氧合酶。维生素 C 作为铁离子 - α - 酮戊二酸依赖的双氧合酶的辅助因子，可以增强 HIF 羟化酶活性，抑制 HIF-1 [18]。体外细胞学实验发现高浓度维生素 C 抑制甲状腺癌细胞 HIF-1α 表达，并存在剂量依赖性[19]；肺癌、黑色素瘤和结直肠癌动物实验中，维生素 C 缺乏小鼠模型经大剂量维生素 C 干预后，肿瘤发生和生长均被抑制，并伴随 HIF-1α 的表达下调[20]；通过比较子宫内膜癌、肾细胞癌、结直肠癌临床样本发现，维生素 C 缺乏的肿瘤组织具有更高的 HIF-1 活性，以及更恶的表型和更差的预后[21~23]。

（4）基于维生素 C 的癌症联合治疗

联合治疗是未来癌症治疗的趋势。近年来研究发现，维生素 C 不仅与化疗、放疗、免疫治疗和热疗等癌症主要治疗方法存在协同作用，还与新兴的饮食疗法相联合能达到更好的癌症治疗效果（图 3-6）。因此，维生素 C 可能在未来临床肿瘤联合治疗中扮演重要角色。

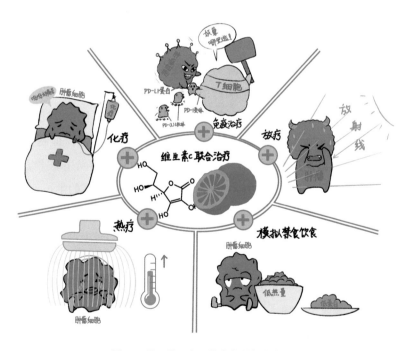

图 3-6 基于维生素 C 的癌症联合治疗

维生素 C 不仅可以与化疗联合治疗癌症，还能降低癌症化疗副作用。2014 年，美国堪萨斯大学医学中心的 Yan Ma 等发现，癌症患者在化疗的同时静脉应用维生素 C，既能减少化疗带来的不良反应，又能使化疗的效果增强[24]。这项研究从临床前模型开始，最终进行了人体试验。临床前研究提供的证据不仅证实了维生素 C 的抗癌效果，还发现与化疗药物（卡铂和紫杉醇）联用后的协同增效作用。人体试验还处于早期阶段，规模太小以致无法从统计学上确定其效果，但已证实，接受维生素 C 治疗的患者化疗所致的不良反应事件大大减少。毒性的减少意味着患者可以耐受更高剂量的化疗药物，从而可以获得更佳疗效。尽管还需要规模更大的研究来明确维生素 C 是否有直接的抗癌作用，但它能减少化疗所致的不良反应这一能力就足以使其成为一种有价值的化疗药联合用药。

维生素 C 选择性提高前列腺癌细胞放疗敏感性。2017 年，美国肯塔基大学 William St Clair 与南京医科大学陈锦飞合作研究团队首先在细胞水平发现高剂量维生素 C 对于前列腺癌细胞的生长具有明显抑制作用，而对正常上皮细胞影响甚微[25]。在随后的放疗敏感性实验中，进一步证实高剂量维生素 C 选择性提高前列腺癌细胞放疗敏感性，而抑制正常前列腺上皮细胞放射损伤。高剂量维生素 C 通过选择性抑制肿瘤细胞中经典癌症信号通路 NF-κB 转录因子 RelB 的表达和活性，从而抑制去乙酰化酶 sirtuin 和抗氧化酶，诱导氧化应激和代谢应激，最终提高肿瘤细胞对放疗的敏感性。相反，在正常上皮细胞内，高剂量维生素 C 促进 NF-κB 转录因子 RelB 表达，并且能够增强正常细胞对放射线损伤的抵抗能力。

维生素 C 增强癌症免疫治疗疗效。肿瘤免疫治疗被认为是近几年来癌症治疗领域最成功的方法之一。然而，临床上大约只有 20% 的患者对免疫治疗敏感，大部分患者无法从免疫治疗中获益[26]。因此，如何进一步提高免疫治疗的有效率，成为了摆在肿瘤专家面前的重大难题之一。维生素 C 对维护免疫细胞的功能至关重要，长期缺乏会导致免疫功能受损。2020 年，美国爱因斯坦医学院 Niraj Shenoy 等研究发现，小鼠腹腔注射高剂量的维生素 C 可以影响肿瘤和免疫细胞的表观遗传，增强抗肿瘤免疫和免疫治疗效果[27]。在体外实验中，他们发现维生素 C 显著改变了淋巴瘤细胞的胞嘧啶甲基化模式，增加了肿瘤细胞的抗原性，让其更容易被免疫细胞杀死。用维生素 C 预处理过的淋巴瘤细胞，在效应 T 细胞作用下，被杀死的比例增加了 21%。同时，维生素 C 还可以增强 NK 细胞、巨噬细胞和树突状细胞等免疫细胞的功能。研究也显示，维生素 C 的处理可以改变 CD8+ T 细胞的表观遗传，让 CD8+ T 细胞对淋巴瘤的杀伤力增强了 2.8 倍。体内动物实验显示，在大剂量的维生素 C 作用下，无论是否使用了 PD-1 抗体，维生素 C 都让小鼠淋巴瘤里浸润的 CD8+ T 细胞明显增多。此外，维生素 C 联合 PD-1 抗体组的肿瘤重量显著小于单独使用维生素 C 或 PD-1 抗体组，说明 PD-1 抗体和大剂量维生素 C 之间存在协同作用。同年，意大利都灵大学 Alberto Bardelli 等发现，每天腹腔注射大剂量维生素 C，在免疫功能正常的小鼠中显著延缓了乳腺癌、结直肠癌、黑色素瘤和胰腺癌的生长，而在免疫缺陷小鼠中没有作用[28]。他们也同样发现了维生素 C 可以跟免疫检查点抑制剂产生协同作用，增强免疫检查点抑制剂的疗效。

　　静脉输注大剂量维生素 C 联合热疗能够改善晚期非小细胞肺癌患者预后。肿瘤热疗是用加热治疗肿瘤的一种方法，即利用有关物理能量在组织中沉淀而产生热效应，使肿瘤组织温度上升至有效治疗温度，并维持一定时间，达到即使肿瘤缩小或消除，又不致损伤正常组织的一种治疗方法。肿瘤热疗已成为继手术、放疗、化疗和免疫疗法之后的第五大疗法，并被称为"肿瘤绿色疗法"。暨南大学附属祈福医院区俊文团队从 2016 年首次开展静脉输注大剂量维生素 C（1 g/kg）联合射频局部深部热疗治疗晚期非小细胞肺癌的临床研究 [29，30]。该 II 期临床研究共纳入 97 例 IIIB~IV 期非小细胞肺癌患者，既往接受多种治疗手段，入组时已经无法手术，且对化疗、靶向治疗耐药或免疫治疗无反应。上述患者接受静脉输注大剂量维生素 C（1g/kg），与射频局部深部热疗同步治疗 25 次后，相比单纯最佳支持治疗组，显著改善其生活质量，能显著延长该类患者的无疾病进展生存期与总生存期，3 个月疾病控制率达 42.9%（单纯最佳支持治疗组为 16.7%）[30]。晚期非小细胞肺癌患者生活质量明显下降，伴随而来的各种不适症状对他们的折磨更是雪上加霜。该研究对患者生活质量进行了评价，结果表明，随着病情进展，单纯最佳支持治疗组的患者症状越来越重，而大剂量维生素 C 联合射频局部深部热疗的患者疲劳、恶心、疼痛、呼吸困难、食欲不振、便秘等症状均明显减轻 [30]。

维生素 C 联合模拟禁食饮食（fasting-mimicking diet, FMD）具有抑制 KRAS 突变癌症的效果。禁食可以减缓肿瘤进展，并增加不同类型肿瘤对化疗的敏感性，同时保护正常细胞免受化疗毒副作用的影响。然而，由于禁食对于肿瘤患者来说仍然是一种具有挑战性的选择，故急需开发一种更可行、更安全的饮食，模仿禁食的效果。FMD 是指基于植物，限制卡路里，低糖、低蛋白质和高脂肪的饮食组成的循环模式，并与足以防止体重下降的再进食周期交替的模式 [31]。虽然已有研究报道维生素 C 对于由 KRAS 基因突变导致的癌症有治疗效果，但是当其作为单一疗法使用时，不足以对癌细胞产生足够的"杀伤力"。为了验证 FMD 与维生素 C 在 KRAS 突变癌症治疗中是否能够产生 1+1>2 的效果，美国南加州大学 Valter Longo 团队于 2020 年建立了相应的结直肠癌、肺癌、胰腺癌小鼠模型并将其分为两组，观察它们在 FMD 条件下接受或不接受维生素 C 治疗的生长情况 [32]。结果发现，FMD 联合每日维生素 C 治疗（4g/kg，2 次 / 天）在不同小鼠模型中均能有效延缓肿瘤的生长，并且这种效果在结直肠癌中最为显著。在进一步分析中，研究人员发现 FMD 增强维生素 C 作用是通过调节细胞内铁离子水平和参与氧化应激的分子机制而产生的。因此，FMD 联合维生素 C 是一种具有临床应用前景的低毒性干预措施，具有治疗 KRAS 突变癌症的潜力。

（5）维生素 C 用于临床癌症治疗的安全性与挑战

近期，大剂量维生素 C 治疗脑癌和肺癌的安全性被证实。2017 年，来自美国爱荷华大学的科学家们通过 I 期临床试验在 *Cancer Cell* 杂志上报道，作为一种有望改善标准癌症治疗疗效的潜在策略，定期向脑癌和肺癌患者注入 800~1000 倍的维生素 C 每日推荐剂量被证明是安全的 [33]。参与脑癌安全性试验的人不多，共有 11 名患者接受了为期 9 个月的维生素 C 注射，前 2 个月每周注射 3 次，后 7 个月每周注射 2 次，同时他们在接受标准的放疗和化疗。每次注射的目标是提高患者血液中维生素 C 的浓度到 20mmol/L。相比来说，大多数成年人血液中维生素 C 的浓度约为 70μmol/L。之所以需要很高的剂量，是因为维生素 C 在人类循环中的半衰期约为 2 小时。结果显示，治疗通常耐受性良好，会产生适度的副作用，包括频繁地去厕所、口干。

高剂量维生素 C 抗癌研究结果"喜人"，但结论需谨慎。目前多数研究局限于体外细胞及动物模型，而少数人体试验仍属于较低级别的循证医学证据，缺乏多中心、大样本、前瞻性的规范研究。迄今，至少有三个挑战阻止了维生素 C 用于癌症治疗的大规模随机对照试验。第一，维生素 C 不能申请专利。因此，制药公司没有经济上的动机来支持维生素 C 临床试验，而已经完成的试验很大程度上依赖于政府的赠款和少量的私人捐款。第二，如上所述，维生素 C 的癌症治疗历史悠久。由于 20 世纪 80 年代的梅奥诊所的临床研究，许多正统的主流临床医生对维生素C治疗有偏见。第三,尽管许多临床前研究表明,高剂量的维生素C可以杀死体内癌细胞或延缓体内肿瘤的生长,但维生素C的作用机制尚不清楚,因此很难合理地设计联合治疗方案,也缺乏用于区分患者治疗敏感性的生物标志物。幸运的是,近期越来越多的严格的临床前研究已经开始解决第三项障碍,不久后也可能克服第一和第二障碍。

总之,虽然维生素C抗癌从基础研究到临床应用还"路漫漫其修远兮",但这和莱纳斯·鲍林当年的设想一脉相承,用最简单经济的维生素C来治疗癌症,依然会让人激动不已。生命危在旦夕,每个人都期待经过科学家们"吾将上下而求索",维生素C能真正走上抗癌的"最前线"。

▶ 2. 维生素C与眼病

维生素C对视网膜上皮细胞具有保护作用。有研究表明中等浓度的维生素C($100\mu mol/L$)可以明显地提高视网膜色素上皮细胞抵抗氧化应激的能力,显著地降低过氧化应激诱导的视网膜色素上皮细胞凋亡[34]。机制上,维生素C可能通过调节沉默信息调节因子1,从而增加抑癌基因p53和叉头转录因子3的表达来保护视网膜色素上皮细胞免受氧化损伤。此外,维生素C对一些化学试剂造成的眼部疾病也有治疗作用[35]。若在常规治疗高锰酸钾所致的眼部烧伤的基础上添加维生素C,具有强还原性的酸性维生素C能与高锰酸钾及其与组织形成的物质发生氧化还原反应,从而将不溶于水的锰化合物转变成溶于水的二价锰离子,显著地去除含有二氧化锰的黑色物质,这常常是其他药物所不能除去的[35]。同时,维生素C不仅能通过增加上皮细胞内还原型谷胱甘肽的含量,从而缓解因细胞坏死所释放的水解酶引起的组织损伤,而且还能促进胶原的羟化作用来合成胶原蛋白,利于组织的损伤修复。临床研究发现局部给予维生素 C 注射治疗可以明显缩短角膜炎、角膜溃疡治疗所需要的时间和提高有效率[36]，并且维生素 C 还可以有效抑制感染性角膜炎引起的角膜混浊[37]。眼球房水中维生素 C 通常随着年龄的增长而不断减少[38]。有研究提示维生素 C 可能通过防止紫外线和氧化作用来抑制白内障形成，但维生素 C 预防白内障的具体机制和作用还有待进一步研究。

▶ 3. 维生素 C 与皮肤衰老

高密度脂蛋白（high density lipoprotein，HDL）的糖基化与皮肤衰老密切相关。有研究发现给予志愿者维生素 C 治疗 8 周后，提取其血液中的 HDL，并用 HDL 处理成人真皮纤维细胞，检测发现 HDL 糖基化水平明显降低[1]。维生素 C 通过减少邻醌类化合物和减弱酪氨酸酶的活性，将氧化型色素转换成颜色较浅的还原型色素，从而抑制黑色素的生成。因此，维生素 C 可以显著降低面部皮肤黑色素的含量，达到美白面部皮肤，延缓衰老的作用。维生素 C 还可以增强弹性蛋白的表达。维生素 C 作为胶原合成酶脯氨酰羟化酶和赖氨酰羟化酶的重要辅助因子，可以通过促进和稳定前胶原基因的转录，从而促进胶原的合成[39]。临床研究发现强脉冲光不完全淡化的黄褐斑可被维生素 C 显著淡化，从而增加皮肤的光滑度和细腻度[40]。维生素 C 对皮肤还有光保护作用，它可以保护角质细胞形成细胞免受紫外线的辐射，增强内皮细胞的屏障功能。维生素 C 不仅可以通过合成、重塑和维持真皮细胞外基质，减少皮肤皱纹的形成和皮肤脱水，从而减弱皮肤松弛度，而且可以抑制基质金属蛋白酶降解，增加金属蛋白酶组织抑制因子，促进胶原蛋白基因的转录表达[41]。此外，局部使用维生素 C 可以诱导新合成纤维结构，这些纤维结构与间质胶原的重新合成密切相关[42]。因此，维生素 C 可以通过降低 HDL 糖基化、抑制黑色素生成和增强胶原合成来延缓皮肤衰老。

 4. 维生素 C 与免疫系统疾病

最新研究发现维生素 C 对免疫系统也有调控作用,具有治疗肠易激综合征、过敏性疾病、免疫性血小板减少症、肾病综合征等多种免疫系统疾病的潜在应用价值。有研究证实,在给予肠易激综合征患者大剂量维生素 C 治疗后,患者体内 CD4+ T 细胞比例明显升高,CD8+ T 细胞比例显著下降,进一步研究发现大剂量维生素 C 能提高淋巴细胞转化率,促进 IL-1、IL-2 和 IL-6 等免疫因子的分泌,从而提高机体免疫力 [43]。此外,高剂量的维生素 C 是治疗呼吸系统过敏性疾病和皮肤过敏性疾病的潜在药物 [44]。呼吸系统过敏性疾病患者和皮肤过敏性疾病患者的血清维生素 C 水平均低于基线水平,而给予维生素 C 治疗可以降低组胺的水平,缓解变态反应的症状。临床研究发现维生素 C 能显著提高免疫性血小板减少症患者治疗的有效率,并且降低头痛、恶心、呕吐等不良反应的发生率 [45]。维生素 C 可以通过去除抑制性组蛋白修饰来诱导和维持 T 细胞基因表达,在 T 细胞的发育和成熟过程中发挥重要作用 [46, 47]。最近研究发现维生素 C 作为 DNA 去甲基化酶 TET 的辅酶因子,可通过表观遗传调节来增强淋巴细胞的功能和恢复受损的自然杀伤细胞的功能,有利于白血病或其他癌症患者长期免疫抑制后的免疫重建,如自体造血干细胞移植或强化化疗 [48]。成人肾病综合征的活动期存在免疫细胞调节紊乱,CD4+ T 细胞 /CD8+ T 细胞比值下降,免疫细胞功能降低。研究发现维生素 C 具有增强机体免疫功能的作用,对肾病综合征的治疗有一定辅助作用 [49]。

 5. 维生素 C 与动脉粥样硬化

维生素 C 的抗动脉粥样硬化作用主要通过可以改变血脂中低密度

脂蛋白（low density lipoprotein，LDL）组分比例。脂蛋白中总胆固醇和甘油三酯含量是动脉粥样硬化的关键诱导因素。有研究发现给予志愿者1250mg维生素 C 治疗 8 周后，经检测血液中 LDL 组分发现维生素 C 治疗后总胆固醇和甘油三酯均明显降低，说明补充维生素 C 能够改善血脂低密度脂蛋白的成分 [1]。此外，维生素 C 不仅可以通过增强 HDL 来抑制 LDL 被氧化，而且可以抑制巨噬细胞由于吞噬 LDL 而形成泡沫细胞，从而起到抗动脉粥样硬化的作用。另有研究发现，维生素 C 的抗氧化作用可以抑制髓过氧化物酶介导的 LDL 氧化，从而有效地预防动脉粥样硬化的形成 [50]。

▶ 6. 维生素 C 与糖尿病

维生素 C 对糖尿病并发的各种感染具有缓解作用。维生素 C 可以减轻 2 型糖尿病合并尿路感染。研究发现给予维生素 C 治疗后，糖尿病患者的白细胞减少和血糖下降程度明显高于未给予维生素 C 治疗的患者，提示维生素 C 可以提高 2 型糖尿病的治疗有效率。此外，维生素 C 与胰岛素联用，可以减少胰岛素的用量，有利于血糖的控制。维生素 C 还可以通过酸化尿液，抑制细菌繁殖，从而减轻 2 型糖尿病患者的尿路感染 [51]。2 型糖尿病并发感染患者的血清维生素 C 通常低于正常值；而补充维生素 C 不仅可以维持白细胞的正常功能，增强白细胞的抗菌能力，而且维生素 C 还有利于二硫键形成，促进免疫球蛋白的合成，从而通过增加体液免疫能力，提高机体抗菌能力 [52]。此外，维生素 C 对老年 2 型糖尿病患者记忆认知障碍也有改善作用 [53]。经维生素 C 治疗一年后的患者的简易精神状态量表和蒙特利尔认知功能量化评分均高于常规治疗的患者。机制上，维生素 C 通过抑制氧化应激和维持脑组织超氧化物歧化酶的活力，从而消除氧自由基对神经细胞的损伤和保护神经。

三、过量摄入维生素 C 的不良反应

根据《中国居民膳食指南 2012 版》，我国成年居民维生素 C 的每日推荐平均摄入量为 100mg，预防非传染性慢性病的建议摄入量为 200mg，每日最高平均摄入量为 1000mg。因为维生素 C 是水溶性维生素，所以摄入在最高摄入量 1000mg 内，一般不会对身体造成伤害，可以迅速地通过尿液排出体外。然而，如果服用超出最高摄入量或长期服用高于每日推荐摄入量的维生素 C，除了可能引起腹泻、胀气等胃肠道反应外，还可能导致血栓、泌尿系统结石、肾脏损伤和痛风等不良反应（图 3-7）。

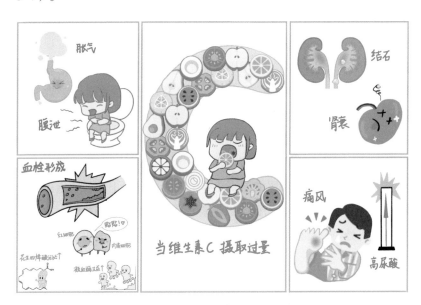

图 3-7 过量摄入维生素 C 的不良反应

过量摄入维生素 C 会使红细胞对内皮细胞的黏附能力增强，同时凝血酶的生成增加，激活红细胞的凝血功能，并刺激花生四烯酸的分泌，

促进红细胞活化和对内皮细胞的黏附，最终导致血栓的形成增加[54]。此外，过量摄入维生素 C 与泌尿系统结石有密切关系。经过统计研究发现大剂量维生素 C 摄入与男性患肾结石的风险升高有明显相关性[55]。有病例报道，一位儿童患者持续 6 年每天服用 3g 维生素 C 泡腾片，以期预防感冒和流行型感冒，结果出现左侧输尿管结石，该结石由草酸钙、脱水草酸钙和一水草酸钙组成[56]。另有病例报道，一位患者持续 3~4 个月每天摄入 480~960mg 的维生素 C，随后出现尿液中草酸盐或草酸增加，再经肾活检发现急性肾小管损伤，并伴有草酸钙晶体沉积，最后确诊为草酸盐肾病[57]。有报道一位肾衰竭患者在肾移植术前超正常剂量服用维生素 C 达十几年，骨和骨髓均出现草酸盐沉积，然后给予正常的供体肾，肾移植前后按常规治疗，常规治疗也含有维生素 C，结果发现移植之后肌酐水平明显上升，进一步异体移植活检发现广泛的肾小管变性，典型的急性肾小管坏死和草酸盐晶体沉积，故导致移植的肾功能并没有改善，最终患者只能接受血液透析治疗[58]。此外，过量摄入维生素 C 导致的高血尿酸浓度，易诱发痛风。

除此以外，维生素 C 也有配伍禁忌。有研究发现维生素 C 与多种微量元素、泮托拉唑钠等不能配合同用[59]。还有研究发现在检测血糖、总胆固醇、甘油三酯和尿酸前滴注维生素 C 会导致上述各项指标检验结果出现假性降低[60]。因此，维生素 C 并不是"万能药物"，它有禁忌也有害处。只有彻底了解维生素 C，才能更好地使用和发挥它的最大功效。

编写：吕洪伟、杨文、吕桂帅

绘图：竺孟琼

参考文献

[1] Kim SM, Lim SM, Yoo JA, et al. Consumption of high-dose vitamin C (1250 mg per day) enhances functional and structural properties of serum lipoprotein to improve anti-oxidant, anti-atherosclerotic, and anti-aging effects via regulation of anti-inflammatory microRNA[J]. Food & Function, 2015, 6(11):3604–3612.

[2] 曾翔云. 维生素 C 的生理功能与膳食保障 [J]. 中国食物与营养, 2005, (04):52–54.

[3] Cameron E, Pauling L. Supplemental ascorbate in the supportive treatment of cancer: reevaluation of prolongation of survival times in terminal human cancer[J]. Proceedings of the National Academy of Sciences of the United States of America, 1978, 75: 4538–4542.

[4] Moertel CG, Fleming TR, Creagan ET, et al. High-dose vitamin C versus placebo in the treatment of patients with advanced cancer who have had no prior chemotherapy. A randomized double-blind comparison[J]. New England Journal of Medicine, 1985, 312(3):137–141.

[5] Chen Q, Espey MG, Krishna MC, et al. Pharmacologic ascorbic acid concentrations selectively kill cancer cells: action as a pro-drug to deliver hydrogen peroxide to tissues[J]. Proceedings of the National Academy of Sciences of the United States of America, 2005, 102(38):13604–13609.

[6] Chen Q, Espey MG, Sun AY, et al. Ascorbate in pharmacologic concentrations selectively generates ascorbate radical and hydrogen peroxide in extracellular fluid in vivo[J]. Proceedings of the National Academy of Sciences of the United States of America, 2007, 104(21): 8749–8754.

[7] Chen Q, Espey MG, Sun AY, et al. Pharmacologic doses of ascorbate act as a prooxidant and decrease growth of aggressive tumor xenografts in mice[J]. Proceedings of the National Academy of Sciences of the United States of America,

2008, 105(32): 11105-11109.

[8] Yun J, Mullarky E, Lu C, et al. Vitamin C selectively kills KRAS or BRAF mutant colorectal cancer cells by targeting GAPDH[J]. Science, 2015, 350(6266):1391-1396.

[9] Lee TK, Guan XY, Ma S. Cancer stem cells in hepatocellular carcinoma-from origin to clinical implications[J]. Nature Reviews Gastroenterology and Hepatology, 2022, 19(1):26-44.

[10] Wang C, Lv H, Yang W, et al. SVCT-2 determines the sensitivity to ascorbate-induced cell death in cholangiocarcinoma cell lines and patient derived xenografts[J]. Cancer Letters, 2017, 398:1-11.

[11] Lv H, Wang C, Fang T, et al. Vitamin C preferentially kills cancer stem cells in hepatocellular carcinoma via SVCT-2[J]. NPJ Precision Oncology, 2018, 2(1):1.

[12] Nishiyama A, Nakanishi M. Navigating the DNA methylation landscape of cancer[J]. Trends in Genetics, 2021, 37(11):1012-1027.

[13] Wu X, Zhang Y. TET-mediated active DNA demethylation: mechanism, function and beyond[J]. Nature Reviews Genetics, 2017, 18(9):517-534.

[14] Mustafi S, Camarena V, Volmar CH, et al. Vitamin C Sensitizes Melanoma to BET Inhibitors[J]. Cancer Research, 2018, 78(2):572-583.

[15] Agathocleous M, Meacham CE, Burgess RJ, et al. Ascorbate regulates hematopoietic stem cell function and leukemogenesis[J]. Nature, 2017, 549(7673):476-481.

[16] Cimmino L, Dolgalev I, Wang Y, et al. Restoration of TET2 Function Blocks Aberrant Self-Renewal and Leukemia Progression[J]. Cell, 2017, 170(6):1079-1095.

[17] Semenza GL. Targeting HIF-1 for cancer therapy[J]. Nature Reviews Cancer, 2003, 3(10):721-32.

[18] Tian W, Wang Y, Xu Y, et al. The hypoxia-inducible factor renders cancer cells more sensitive to vitamin C-induced toxicity[J]. Journal of Biological Chemistry,

2014, 289(6):3339-51.

[19] J ó źwiak P, Ciesielski P, Zaczek A, et al. Expression of hypoxia inducible factor 1α and 2α and its association with vitamin C level in thyroid lesions[J]. Journal of Biomedical Science, 2017, 24(1):83.

[20] Campbell EJ, Vissers MC, Dachs GU. Ascorbate availability affects tumor implantation-take rate and increases tumor rejection in Gulo-/- mice[J]. Hypoxia (Auckl), 2016, 4:41-52.

[21] Kuiper C, Molenaar IG, Dachs GU, et al. Low ascorbate levels are associated with increased hypoxia-inducible factor-1 activity and an aggressive tumor phenotype in endometrial cancer[J]. Cancer Research, 2010, 70(14):5749-58.

[22] Wohlrab C, Vissers MCM, Phillips E, et al. The Association Between Ascorbate and the Hypoxia-Inducible Factors in Human Renal Cell Carcinoma Requires a Functional Von Hippel-Lindau Protein[J]. Frontiers in Oncology, 2018, 8:574.

[23] Kuiper C, Dachs GU, Munn D, et al. Increased Tumor Ascorbate is Associated with Extended Disease-Free Survival and Decreased Hypoxia-Inducible Factor-1 Activation in Human Colorectal Cancer[J]. Frontiers in Oncology, 2014, 4:10.

[24] Ma Y, Chapman J, Levine M, et al. High-dose parenteral ascorbate enhanced chemosensitivity of ovarian cancer and reduced toxicity of chemotherapy[J]. Science Translational Medicine, 2014, 6(222): 222ra18.

[25] Wei X, Xu Y, Xu FF, et al. RelB Expression Determines the Differential Effects of Ascorbic Acid in Normal and Cancer Cells[J]. Cancer Research, 2017, 77(6):1345-1356.

[26] Ribas A, Wolchok JD. Cancer immunotherapy using checkpoint blockade[J]. Science, 2018, 359(6382):1350-1355.

[27] Luchtel RA, Bhagat T, Pradhan K, et al. High-dose ascorbic acid synergizes with anti-PD1 in a lymphoma mouse model[J]. Proceedings of the National Academy of Sciences of the United States of America, 2020, 117(3):1666-1677.

[28] Magr ì A, Germano G, Lorenzato A, et al. High-dose vitamin C enhances cancer

immunotherapy[J]. Science Translational Medicine, 2020, 12(532):eaay8707.

[29] Ou J, Zhu X, Lu Y, et al. The safety and pharmacokinetics of high dose intravenous ascorbic acid synergy with modulated electrohyperthermia in Chinese patients with stage III-IV non-small cell lung cancer[J]. European Journal of Pharmaceutical Sciences, 2017, 109:412-418.

[30] Ou J, Zhu X, Chen P, et al. A randomized phase II trial of best supportive care with or without hyperthermia and vitamin C for heavily pretreated, advanced, refractory non-small-cell lung cancer[J]. Journal of Advanced Research, 2020, 24:175-182.

[31] Brandhorst S, Choi IY, Wei M, et al. A Periodic Diet that Mimics Fasting Promotes Multi-System Regeneration, Enhanced Cognitive Performance, and Healthspan[J]. Cell Metabolism, 2015, 22(1):86-99.

[32] Di Tano M, Raucci F, Vernieri C, et al. Synergistic effect of fasting-mimicking diet and vitamin C against KRAS mutated cancers[J]. Nature Communications, 2020, 11(1):2332.

[33] Schoenfeld JD, Sibenaller ZA, Mapuskar KA, et al. O2 and H2O2-mediated disruption of Fe metabolism causes the differential susceptibility of NSCLC and GBM cancer cells to pharmacological ascorbate[J]. Cancer Cell, 2017, 31(4): 487-500.

[34] Wei W, Li L, Zhang Y, et al. Vitamin C protected human retinal pigmented epithelium from oxidant injury depending on regulating SIRT1[J]. Scientific World Journal, 2014, 2014:750634.

[35] 徐丽超, 许静. 维生素 C 注射液治疗高锰酸钾眼部烧伤的的疗效观察 [J]. 河北医药, 2011, 33(24):3761-3762.

[36] Domith I, Socodato R, Portugal C C, et al. Vitamin C modulates glutamate transport and NMDA receptor function in the retina[J]. Journal of Neurochemistry, 2018, 144(4):408-420.

[37] 郭刚. 维生素 C 治疗角膜炎、角膜溃疡患者的效果观察 [J]. 中国实用医药, 2018, 13(16) : 139-141.

[38] Wei L, Liang G, Cai C, et al. Association of vitamin C with the risk of age-related cataract: a meta-analysis[J]. Acta ophthalmologica, 2016, 94 (3):e170-e176.

[39] Kwak J Y, Park S, Seok J K, et al. Ascorbyl coumarates as multifunctional cosmeceutical agents that inhibit melanogenesis and enhance collagen synthesis[J]. Archives of Dermatological Research, 2015, 307(7): 635-643.

[40] 张兰芳, 雷英, 刘鸿雁. 光子嫩肤合并左旋维生素C导入治疗面部黄褐斑的临床观察 [J]. 华西医学, 2011, 26(4):544-546.

[41] Barbosa NS, Kalaaji AN. CAM use in dermatology. Is there a potential role for honey, green tea, and vitamin C complementary[J]. Therapies in Clinical Practice, 2014, 20(1):11-15.

[42] Crisan D, Roman I, Crisan M, et al. The role of vitamin C in pushing back the boundaries of skin aging: an ultrasonographic approach[J]. Clinical, Cosmetic and Investigational Dermatology, 2015, 8: 463.

[43] 张立新, 高志星. 大剂量维生素C对肠易激综合征细胞免疫功能的影响 [J]. 山东医药, 2012, 52(1): 90-91.

[44] Vollbracht C, Raithel M, Raithel M, et al. Intravenous vitamin C in the treatment of allergies: an interim subgroup analysis of a long term observational study[J]. Journal of International Medical Research, 2018, 46(9):3640-3655.

[45] 杨青峰. 联用小柴胡汤和维生素C治疗免疫性血小板减少症的效果分析 [J]. 当代医药论丛, 2015, (22): 36-37.

[46] Huijskens M, Walczak M, Koller N, et al. Technical Advance: Ascorbic acid induces development of double-positive T cells from human hematopoietic stem cells in the absence of stromal cells[J]. Journal of Leukocyte Biology, 2014, 96(6): 1165-1175.

[47] Manning J, Mitchell B, Appadurai D A, et al. Vitamin C promotes maturation of T-cells[J]. Antioxidants &Redox Signaling, 2013, 19(17):2054-2067.

[48] Van Gorkom GNY, Klein Wolterink RGJ, Van Elssen CHMJ, et al. Influence of Vitamin C on Lymphocytes: An Overview[J]. Antioxidants (Basel), 2018, 7(3):41.

[49] 王晓玉，李伟. 肾病综合征患者免疫功能紊乱研究进展 [J]. 医学信息：上旬刊，2010, 23(19): 3714–3715.

[50] Ozkanlar S, Akcay F. Antioxidant vitamins in atherosclerosis–animal experiments and clinical studies[J]. Advances in Clinical and Experimental Medicine, 2012, 21(1):115–123.

[51] 王廷海，付研. 维生素 C 在 2 型糖尿病合并尿路感染治疗中的疗效观察 [J]. 中国医药导刊，2015 (3): 280–281.

[52] 旷焱平，王林静，钟淑婷，等. 2 型糖尿病并发感染者血清维生素和免疫水平分析及临床护理研究 [J]. 护士进修杂志，2012, 27(4): 299–301.

[53] 易莲，张松筠. 维生素 C 对老年 2 型糖尿病患者记忆功能障碍的影响 [J]. 疑难病杂志，2011, 10(2):104–106.

[54] Kim K, Bae ON, Koh SH, et al. High–dose vitamin C injection to cancer patients may promote thrombosis through procoagulant activation of erythrocytes[J]. Toxicological Sciences, 2015, 147(2): 350–359.

[55] Ferraro PM, Curhan GC, Gambaro G, et al. Total, dietary, and supplemental vitamin C intake and risk of incident kidney stones[J]. American Journal of Kidney Diseases, 2016, 67(3): 400–407.

[56] Chen X, Shen L, Gu X, et al. High–dose supplementation with vitamin C–induced pediatric urolithiasis: the first case report in a child and literature review[J]. Urology, 2014, 84(4): 922–924.

[57] Lamarche J, Nair R, Peguero A, et al. Vitamin C–induced oxalate nephropathy[J]. International Journal of Nephrology, 2011, 2(2): 78–88.

[58] Yaich S, Chaabouni Y, Charfeddine K, et al. Secondary oxalosis due to excess vitamin C intake: a cause of graft loss in a renal transplant recipient[J]. Saudi Journal of Kidney Diseases and Transplantation, 2014, 25(1): 113.

[59] 朱永洙. 维生素 C 的配伍禁忌探析 [J]. 中国医药指南，2014, (28):398–399.

[60] 周勇，郭钦丽，杨唐健，等. 分析研究维生素 C 对患者部分检验项目结果的影响 [J]. 当代医学，2014, (26):132–133.

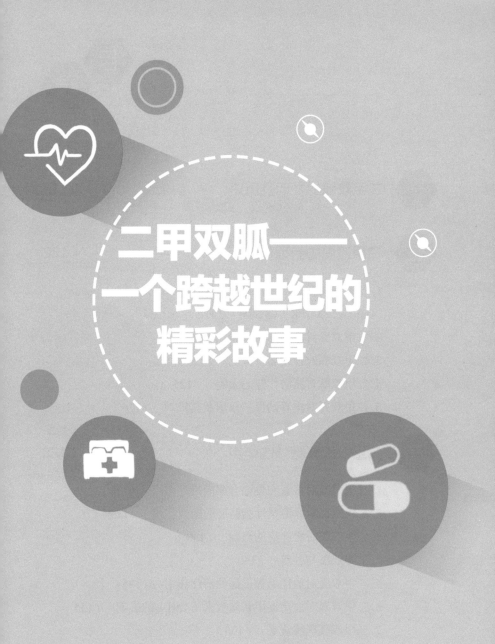

二甲双胍——
一个跨越世纪的
精彩故事

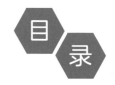

导语 →

- 二甲双胍是世界范围内使用最广泛的口服抗糖尿病药物，目前在全世界中有数以亿计的糖尿病患者服用。
- 二甲双胍还被发现有"减重"、"延缓衰老"、"抗肿瘤"、"延长寿命"等神奇作用。
- 随着研究不断深入，二甲双胍的作用机制逐渐被阐明，将有助于更好地发挥其疗效、减少副作用。

一、二甲双胍的发现及历史

二甲双胍的发现有着非常悠久的历史 [1]。早在中世纪的时候，人们就发现当时常用的成药山羊豆（Galega）具有缓解糖尿病患者多尿、减少尿糖的作用。山羊豆在欧洲又叫法国紫丁香（French Lilac），最初被用在瘟疫流行期间促进发汗以及母牛的催乳，这种植物中其实就富含胍类成分。其后，人们发现甲状旁腺切除后会产生降血糖的作用，而甲状旁腺具有调节胍代谢的作用，甲状旁腺切除后胍水平升高，由此，人们认识到胍类和降血糖有一定的联系。1918 年，科学家从 French Lilac 中提取了胍类物质，但因为肝毒性太大而无法在临床使用。19 世纪 20 ～ 50 年代期间，许多的胍类衍生物相继被合成出来，先后开发了苯乙双胍、丁双胍和二甲双胍，但因恰逢胰岛素的出现，影响了双胍类制剂的应用。1957 年，随着二甲双胍首次在临床上使用，人类与糖尿病抗争的历史翻开了崭新的一页。到了 60 年代，这个药物被批准用于治疗糖尿病，可好景不长。1968 年，美国"大学联合糖尿病研究计划（UGDP）"关于苯乙双胍的研究结果提示，双胍类中的苯乙双胍可增加心血管疾病的死亡率。1978 年，苯乙双胍因为与乳酸酸中毒有关而在美国被撤离市场，只有二甲双胍因其很少发生乳酸酸中毒而仍在临床使用 [2]。此后，发现二甲双胍与苯乙双胍相比，其对电子链的传递及葡萄糖的氧化无明显抑制作用，并且二甲双胍不干预乳酸的转运。因此，二甲双胍发生乳酸酸中毒的可能性较小 [3]。

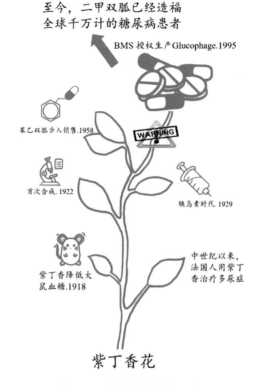

图 4-1 二甲双胍发展历程

　　1995 年，经重新评价后，二甲双胍在美国批准上市。1998 年，英国前瞻性糖尿病研究（UKPDS）肯定了二甲双胍是唯一可以降低大血管并发症的降糖药物，并能降低 2 型糖尿病并发症及死亡率。2000 年，二甲双胍缓释片（格华止）在美国批准上市，并研发出一些双胍类药物与其他药物的复合制剂。之后，二甲双胍的适应证也随着各种研究的不断开展而延伸，2002 年由美国糖尿病、消化和肾病研究院（NIDDK）牵头，27 个临床研究中心参与的糖尿病预防试验（DPP）证实，二甲双胍能预防糖耐量受损（IGT）向糖尿病的转化。2004 年，欧盟批准二甲双胍用于 10 岁以上儿童 2 型糖尿病的治疗。2005 年，Cochrane 协助组荟萃分析显示了二甲双胍近 50 年的临床疗效及安全性；同年，国际糖尿病联盟（International Diabetes Federation，IDF）指南颁布，进一步明确了二甲双胍是 2 型糖尿病药物治疗的基石。2006 年美国糖尿病联合会（The Arnerican Diabetes Association，ADA）和欧洲糖尿病研究学会（European Association for the study of Diabetes，EASD）共同发布了 2 型糖尿病治疗新共识，即新确诊的 2 型糖尿病患者应当在采取生活方式干预的同时应用二甲双胍，此制剂是贯穿治疗全程的一线用药。2007 年，ADA 在 2006 年发表的专家共识基础上首次在控制高血糖的策略中推荐具体的降糖药使用的前后顺序和路径：生活方式干预的同时应用二甲双胍作为起始治疗，二甲双胍作为一线治疗药物并贯穿治疗全程，胰岛素强化合并二甲双胍及格列酮类作为最终治疗。至此，经过五十年的风雨洗礼后，二甲双胍作为 2 型糖尿病的一线及全程用药的卓越地位已为世人所瞩目[4]。

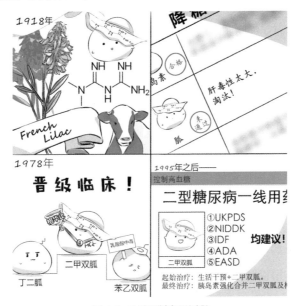

图 4-2 二甲双胍发现历程

二、二甲双胍的药理作用

▶ 1. 二 甲 双 胍 对 AMP 激 活 蛋 白 激 酶（AMP-activated protein kinase，AMPK）的影响

目前认为，二甲双胍起效的分子机制与 AMPK 信号转导系统有关。AMPK 在能量代谢，细胞生长和增殖中具有重要地位。AMPK 分别由催化亚单位 α 和调节亚单位 β、γ 组成。一旦被 AMP:ATP 和 ADP:ATP 比值的增加激活 (表明细胞能量平衡被破坏)，AMPK 通过打开生成 ATP 的分解代谢途径，同时关闭消耗 ATP 的细胞过程来恢复能量稳态。由于 AMPK 导致细胞营养储存从合成到分解的转换，AMPK 被认为可能参与二甲双胍的作用。在 2001 年，二甲双胍被报道在大鼠肝细胞和大鼠肝脏中激活 AMPK[5]。二甲双胍可磷酸化 AMPK，参与多个体内能量调节途径：可导致脂肪酸合成的关键酶肝脏乙酰辅酶 A 羧化酶（ACC）磷酸化失活而促进脂肪酸氧化，减少脂肪合成；通过直接抑制甘油 -3- 磷酸酰基转移酶（GPAT）而降低甘油三酯的合成；还可使羟甲基戊二酰辅酶（HMG-CoA）磷酸化失活，减少胆固醇合成。此外，这类药物还能抑制糖原合成酶和葡萄糖 -6- 磷酸酶（G6P），减少糖原合成和糖异生，促进糖氧化；同时，药物能够抑制哺乳动物雷帕霉素靶蛋白（mTOR），减少蛋白合成，适用于肌肉，则可上调葡萄糖转运蛋白 -4（GLUT-4）的表达和转位，促进糖摄取和氧化利用。综上所述，二甲双胍可通过激活 AMPK 抑制肝糖异生，脂质合成，促进肌肉对葡萄糖的摄取和利用 [3]。

尽管全球范围大量针对二甲双胍的研究已明确 AMPK 的激活在二甲双胍的作用机制中扮演重要角色，但二甲双胍激活 AMPK 的具体分子机制直到 2022 年才被发现。中国科学院院士、厦门大学生命科学

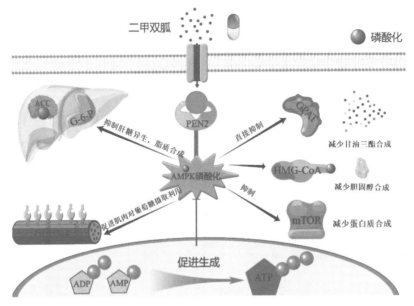

图 4-3 二甲双胍作用的分子机制

学院林圣彩教授团队历经 7 年的科研攻关，成功找到二甲双胍直接作用靶点。2016 年，林圣彩团队于 *Cell Metabolism* 杂志上首先报道了二甲双胍可能通过与葡萄糖饥饿相关的溶酶体途径激活 AMPK 的初步结论 [6]。2022 年，他们进一步发现二甲双胍与 PEN2 结合并启动信号通路，该通路通过 ATP6AP1 与溶酶体葡萄糖传感通路交叉，从而激活 AMPK。他们首次从分子角度勾画出了二甲双胍行使功能的路线图，为进一步拓展其应用范围奠定了基础，相关研究成果发表在 *Nature* 杂志上 [7]。

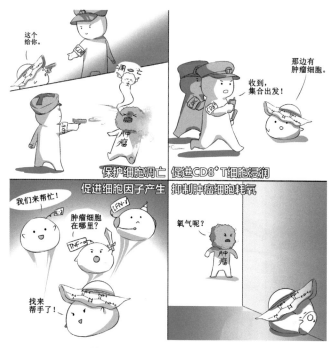

图 4-4 二甲双胍作用的分子机制

▶ 2.二甲双胍对糖代谢的影响

　　二甲双胍的主要作用途径是抑制肝糖异生，次要作用途径是抑制脂肪分解和增强肌肉组织的糖摄取能力。Yasuda 等发现，二甲双胍能增加胰高糖素样多肽 –1（GLP–1）的分泌，GLP–1 在 2 型糖尿病患者中有促进葡萄糖介导的胰岛素分泌、抑制胰升血糖素分泌、促进肝糖原合成和降低肝糖输出、改善 β 细胞功能，从而缓解高胰岛素血症的作用[8]。二肽基肽酶 IV（DPP IV）是一种糖基化丝氨酸蛋白酶，广泛存在于机体各组织中，可降解 GLP–1，显著降低其降糖作用。近年来，有研究表明，二甲双胍可抑制 DPP IV 活性。这种抑制作用足以增强GLP–1 降血糖、促进胰岛素分泌的生物学作用。

3. 二甲双胍改善胰岛素抵抗

UKPDS、DPP 研究和 Cochrane 协助组的荟萃分析均证实了二甲双胍可改善胰岛素的抵抗，降低血浆胰岛素的水平。二甲双胍改善胰岛素抵抗主要是通过增加肌肉和肝脏胰岛素受体酪氨酸激酶活性，促进糖原合成，促进骨骼肌细胞内 Glut4 由微粒体易位到细胞膜。在脂肪组织中，二甲双胍促进游离脂肪酸再酯化，抑制脂肪分解，通过降低脂质毒性间接改善胰岛素抵抗。二甲双胍能快速增强人肝脏中胰岛素受体的活性，优先通过胰岛素受体底物 2（IRS–2）增强信号，并通过增加葡萄糖转运体 –1（GLUT–1）的易位增加葡萄糖摄取。此外，二甲双胍可降低质膜糖蛋白（PC–1）的表达，从而促进胰岛素信号转导[9]。PC–1 是一种膜结合型糖蛋白，在体内分布于皮肤成纤维细胞、骨骼肌、脂肪组织、浆细胞、肾远曲小管等组织中。PC–1 具有酶活性，可参与核酸和核苷酸的水解，可以在胰岛素受体水平和受体后水平阻止胰岛素信号的传递。

4. 二甲双胍对脂肪代谢的影响

二甲双胍调节脂代谢的作用与其激活肝细胞的 AMPK 有关，AMPK 激活可抑制高糖导致的人脐静脉内皮细胞（HUVECs）中丙二酰辅酶 A 浓度的增加，降低 ACC 活性而诱导脂肪酸氧化，抑制脂肪生成；并能抑制肝细胞中重要的脂肪生成转录因子 – 固醇调节元件结合蛋白（SREBP1）的基因和蛋白质的表达，从而影响甘油三酯和脂肪酸的合成。为了解二甲双胍有无独立于降血糖作用以外的降血脂及控制血压的作用，Wulffel é 等系统回顾了 41 个中心，3074 名患者的数据，发现在独立于降血糖作用以外，二甲双胍对总胆固醇（TC）和低密度脂蛋白（LDL–C）有显著降低的作用[10]。

▶ 5.二甲双胍对血管的保护作用及其机制

二甲双胍对心血管有保护作用，其机理有以下几方面：①减轻高胰岛素血症，降血糖；②改善心肌舒张功能；③降低血清 TC、极低密度脂蛋白（VLDL-C）水平，升高高密度脂蛋白（HDL）水平；④降低氧化应激；⑤降低纤维蛋白溶酶原激活因子抑制剂（PAI-1）；⑥增加组织型纤溶酶原激活物（tPA）活性；⑦降低血管性血友病因子（vWF）水平；⑧降低血小板的黏附和聚集；⑨预防体重增加；⑩改善血管舒张功能，对血管内皮和/或血管平滑肌细胞可能有直接作用。此外，氨基胍对血管有一定的保护作用，可抑制糖基化终末产物（AGE），而二甲双胍的结构和氨基胍十分类似。UKPDS 是通过循证医学原理探讨 2 型糖尿病治疗的里程碑，该研究共在 15 个中心入选了 4075 例新诊断的 2 型糖尿病患者，分别采用二甲双胍、磺脲药和胰岛素强化治疗，结果显示，二甲双胍强化治疗可使任何糖尿病相

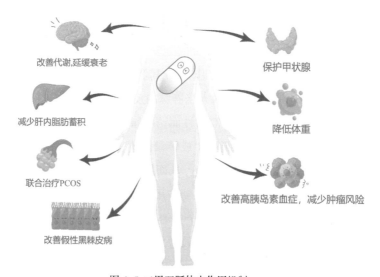

图 4-5 二甲双胍体内作用机制

关终点危险下降 32%；糖尿病相关死亡危险下降 42%；心肌梗死危险下降 39%；全因死亡减少 36%；而磺脲类药物和胰岛素强化治疗却没有发现上述危险性有显著下降。Cochrane 协助组对 29 个大型对照研究进行了荟萃分析，共入选 5259 名患者，指出二甲双胍能显著降低超重/肥胖 2 型糖尿病患者死亡率和血管并发症发生率。二甲双胍与氯磺丙脲或格列本脲等磺脲类药物及胰岛素比较，在降低糖尿病相关并发症方面具有更好的作用；同时，二甲双胍在降低全因死亡方面也优于磺脲类药物和胰岛素。与饮食控制组比较，二甲双胍可显著减少糖尿病相关并发症、减少糖尿病相关死亡、减少全因死亡、减少心肌梗死。

此外，二甲双胍在改善糖化血红蛋白优于安慰剂和饮食控制组；在改善体重指数、总胆固醇、舒张压方面均优于磺脲类药物。

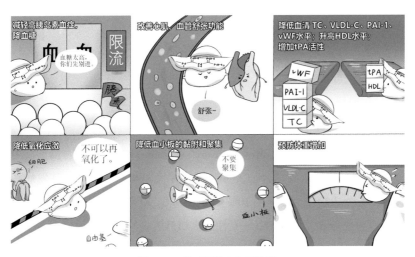

图 4-6　二甲双胍体内作用机制

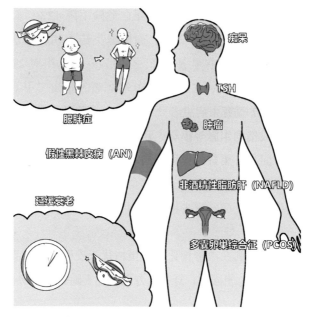

图 4-7 二甲双胍的降血糖外作用

三、二甲双胍降血糖外的作用

▶ 1. 二甲双胍对多囊卵巢综合征的治疗作用

多囊卵巢综合征（polycystic ovary syndrome，PCOS）是育龄妇女中最常见的内分泌紊乱综合征，可导致多种代谢和生殖后果，其发病率在育龄妇女人群中为 5% ~ 10%。在 20 世纪 90 年代，二甲双胍被证明可以改善肥胖和非肥胖 PCOS 女性的高雄激素血症。这一效应是由于二甲双胍可以改善胰岛素抵抗，通过增强胰岛素敏感性导致高胰岛素血症减少。自最初的报告以来，大量的临床应用和文献报道证实了二甲双胍对多囊卵巢综合征妇女的影响。尽管二甲双胍在 PCOS 患者中的使用没有得到美国食品药品监督管理局（FDA）的批准，但它已成为多囊卵巢综合征女性最常用的处方药之一。

2014 年，丹麦欧登塞大学医院进行的一项随机对照临床试验结果进一步表明，对于伴有中心性肥胖（即腹型肥胖）和胰岛素抵抗等临床表现的多囊卵巢综合征（PCOS）女性，二甲双胍治疗有利于改善机体脂肪组织与非脂肪组织的含量及其在身体重量中所占的比例。相比单用口服避孕药治疗组，单用二甲双胍或二甲双胍联合口服避孕药治疗可使正常体重或超重的 PCOS 患者得到更大程度的改善[11]。此外，尽管我国药监部门尚未批准将二甲双胍应用于妊娠期妇女，但在 PCOS 患者中的研究表明，孕早期使用二甲双胍不会增加胎儿畸形的风险，而且可以减少流产、妊娠期糖尿病和巨大儿的发生率。

▶ 2. 二甲双胍对非酒精性脂肪肝的治疗作用

非酒精性脂肪肝（Non-alcoholic fatty liver disease，NAFLD）是指脂质尤其是甘油三酯在肝细胞内蓄积过多的一种临床病理状态，是世界范围内最普遍的肝病，目前还没有得到批准的药物治疗。由于 NAFLD 常与肥胖、2 型糖尿病、代谢综合征等疾病密切相关，从 NAFLD 治疗角度考虑，理想的抗糖尿病药物应具有减肥效果，减少心血管事件，预防肝细胞癌（HCC），降低成本，提高生活质量等特点[12]。

二甲双胍可以通过激活 AMPK 提高肝脏细胞对胰岛素的敏感性，并能减少肝内脂肪的蓄积，能延缓 NAFLD 的产生。早期研究报道也证实了二甲双胍在 NAFLD 中对脂肪变性和坏死性炎症的有益作用[13]。但随后的几项随机对照试验却并未在儿童和成人中观察到二甲双胍的显著作用效果[14]。一项新近来自丹麦奥胡斯大学医院斯泰诺糖尿病中心的临床研究专家 Nikolaj Rittig 及其团队的研究成果还表明，二甲双胍可显著降低肝硬化导致的门静脉高压患者肝静脉压力梯度（HVPG），进一步表明二甲双胍有潜力成为一种治疗肝硬化患者门静脉高压的新疗

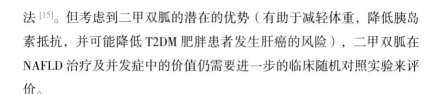

法[15]。但考虑到二甲双胍的潜在的优势（有助于减轻体重，降低胰岛素抵抗，并可能降低 T2DM 肥胖患者发生肝癌的风险），二甲双胍在 NAFLD 治疗及并发症中的价值仍需要进一步的临床随机对照实验来评价。

▶ 3. 二甲双胍对肥胖症的影响

肥胖，尤其是中心性肥胖与胰岛素抵抗相关。二甲双胍通过改善胰岛素抵抗达到减轻体重的目的。此外，二甲双胍能改善肥胖大鼠的瘦素抵抗，提高瘦素敏感性。Levri 等为了解二甲双胍在治疗非糖尿病及 PCOS 的超重或肥胖患者的效果，系统回顾了 MEDLINE（1966-2003）、EMBASE（1986-2003）、Cochrane 协助组、国际药物文摘（1970-2003）等数据库中关于二甲双胍的随机对照研究（入组标准：年龄 $\geq$ 18 岁、BMI $\geq$ 25 kg/m2 或腰臀比 > 0.8），最后有 9 个研究成功入组，经过分析发现，与安慰剂相比，二甲双胍可降低体重 2 ~ 3kg，但迄今尚无充分证据表明二甲双胍可作为非糖尿病和 PCOS 的肥胖患者的减肥用药。

▶ 4. 二甲双胍与肿瘤

近年流行病学研究证实，糖尿病（尤其是 2 型糖尿病）与一些常见恶性肿瘤如结直肠癌、肝癌、胰腺癌、乳腺癌及子宫内膜癌的发病有关。关于糖尿病和肿瘤的关系目前存在很多假说，现多认为可能与高血糖、胰岛素及胰岛素样生长因子（IGF）、内皮素等诸多因素有关[16,17]。胰岛素不仅可通过调控血管内皮生长因子增加肿瘤的血供而促进肿瘤的生长，而且可通过激活 IGF-1 受体促进有丝分裂和肿瘤的发生。二甲双胍可改善高胰岛素血症，有助于减少肿瘤的风险。二甲双胍可以通过激活 LKB1-AMPK 系统，参与代谢调节。Dowling 等报道二甲双胍通过激活 AMPK 系统抑制 mTOR 的表达并干预翻译的起始过程来抑制人乳腺癌细胞的生长。Buzzai 等发现二甲双胍选择性损伤 P53 缺陷的结肠肿瘤细胞，从而减少肿瘤的发生。Bowker 等通过对 Saskatchewan 健康数据库资料分析发现，使用二甲双胍的 2 型糖尿病患者肿瘤相关死亡率显著低于磺脲类或胰岛素治疗组。但有学者对这一结果提出质疑，因为该研究中二甲双胍组 82.4% 是与磺脲类联合治疗，且胰岛素治疗组往往血糖控制较差，并发症多已出现，患者的基础情况欠佳，可能导致死亡率的上升[18]。二甲双胍对于肿瘤的干预作用仍需要大样本、不同人群的随机对照研究以观察其确切效果。

（1）二甲双胍对肿瘤细胞的影响

流行病学和基础研究表明，无论是单独使用，或是通过与标准化疗的化学预防和协同效应，二甲双胍对卵巢癌、胰腺癌、结直肠癌、急性早幼粒细胞白血病、肝癌、乳腺癌等相关癌症具有不同程度的抗癌作用。其机制与 AMPK ／ mTOR 通路、诱导肿瘤细胞周期阻滞、增强放化疗敏感性、抑制肿瘤干细胞的增殖和分化等机制有关。

（2）二甲双胍对肿瘤免疫微环境的影响

除靶向癌细胞外，二甲双胍还靶向肿瘤微环境中的免疫细胞，如 CD8+ T 细胞、调节性 T 细胞（Treg）、骨髓源性抑制细胞（MDSCs）和肿瘤相关巨噬细胞（TAMs）等，这都有助于二甲双胍的抗肿瘤活性的发挥[19]。二甲双胍可直接或间接改变 CD8+ T 细胞在肿瘤免疫微环境中的功能。一方面，二甲双胍对接种 EL4–OVA 肿瘤的 C57BL/6 小鼠具有直接促进 CD8+ 记忆 T 细胞生成和增强保护性免疫的作用[20]。在小鼠模型中，二甲双胍还能促进 CD8+ T 细胞的浸润，保护细胞凋亡，促进白细胞介素 –2IL-2、肿瘤坏死因子 α(TNF–2) 和干扰素 γ(IFN–γ) 细胞因子的产生[21]。另一方面，二甲双胍也可能通过间接机制增加 CD8+ T 细胞杀死癌细胞的能力。二甲双胍在一定程度上通过抑制肿瘤细胞耗氧来降低 B16 黑色素瘤瘤内缺氧，从而减轻对肿瘤内 CD8+ T 细胞的抑制。因此，在这些肿瘤模型中，二甲双胍增强了抗程序性细胞死亡蛋白 1（anti-PD-1）治疗的作用。该治疗通过阻断 PD-1/PD-1 配体（PD-L1）免疫检查点通路来缓解 CD8+T 细胞的抑制[22]。

除 CD8+T 细胞外，二甲双胍还作用于 Treg 细胞（Treg 细胞具有抑制清除肿瘤所需的细胞毒性 T 细胞效应因子功能）。在多个肿瘤细胞移植瘤模型和 C57BL/6 小鼠诱导性食管鳞状细胞癌模型中，二甲双胍可降低 Treg 向肿瘤的浸润。研究结果表明，二甲双胍通过降低 mTORC1 依赖的 FoxP3 表达，在体外抑制 CD4+ 初始 T 细胞向诱导型 Treg 的分化[23]。

二甲双胍也可靶向另一个主要的肿瘤保护免疫群体——MDSCs。研究发现，二甲双胍可以 AMPK- 和 HIF-1α 依赖的方式，通过下调 PMN- 和 M-MDSC 亚群上的外核苷酶 CD39 和 CD73 的表达，阻断了卵巢癌患者的人 MDSC 的抑制功能[24]。

TAMs 有助于一个免疫抑制的肿瘤微环境，有利于癌症的发展。在人食管鳞状细胞癌中，低剂量二甲双胍可增加肿瘤抑制 (CD11c+) 巨噬细胞的浸润，减少肿瘤促进 (CD163+) 巨噬细胞的浸润。二甲双胍减少了 IL-13 驱动的巨噬细胞 M2 样极化，敲减 AMPKα1 表达可部分消除这种极化[25]。

（3）利用二甲双胍治疗癌症的临床研究

基于探讨二甲双胍类药物抗肿瘤作用的临床前研究的证据，已经进行了多次临床干预试验，以研究二甲双胍单独或联合其他药物在非糖尿病患者合并各种癌症中的作用。虽然二甲双胍降低了乳腺癌、前列腺癌和子宫内膜癌肿瘤组织中 Ki67 增殖标志物的水平，但目前尚无证据表明，二甲双胍单药治疗对癌症患者的总生存期和无进展生存期有显著的临床益处[19]。

近期已经有报道或正在进行二甲双胍联合化疗或分子靶向治疗的临床试验。随着免疫检查点抑制剂（ICIs）在癌症免疫治疗中的应用前景和临床前研究的支持[22]，一些双胍类药物联合抗CTLA4（ipilimumab）或抗PD-1（sintilimab、nivolumab、pembrolizumab）的临床研究已经开始在各种实体瘤患者中进行（表4-1）。二甲双胍联合ICIs的回顾性临床研究报道相继发表。在一项回顾性研究中，接受ICIs联合二甲双胍治疗的NSCLC患者的临床结果得到改善[26]。在一项回顾性黑色素瘤研究中，与单独接受ICIs的患者相比，接受ICIs联合二甲双胍的患者的几种治疗相关结果，包括客观缓解率、疾病控制率、总生存期和无进展生存期均有所改善。但由于样本量较小，研究的意义尚需进一步证实。

表4-1 部分近期进行的研究口服二甲双胍在癌症中应用的临床试验

肿瘤位置	编号/期	肿瘤/患者特征	参与人数
多种实体瘤	--	多种晚期实体瘤（转移或不可切除）	24
	NCT02496741 Phase Ib	IDH1突变的实体瘤包括软骨肉瘤（难治性Ⅱ~Ⅲ级）、胶质瘤(WHO Ⅱ~Ⅳ级)和肝内胆管癌	17
胶质瘤	NCT04945148 Phase Ⅱ	胶质母细胞瘤,IDH野生型	640
	NCT01430351 Phase Ⅰ	胶质母细胞瘤和胶质肉瘤	144
膀胱肿瘤	NCT03379909 Phase Ⅱ	非肌肉浸润性膀胱癌（中等风险）	49（目标）

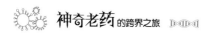

（续表）

肿瘤位置	编号/期	肿瘤/患者特征	参与人数
乳腺肿瘤	NCT00490139 Phase Ⅲ	HER2 阳性原发性乳腺癌	8381
	NCT01654185 Phase Ⅱ	激素受体阳性局部进展期或转移性乳腺癌	60
	NCT01885013 Phase Ⅱ	转移性乳腺癌（HER2 阴性，非糖尿病）	122
结肠肿瘤	--	Ⅱ~Ⅲ期结肠癌	120
肺部肿瘤	NCT01864681 Phase Ⅱ	非小细胞肺癌（局部进展，Ⅲ~Ⅳ期，EGFR 突变，未治疗，非糖尿病）	224
卵巢肿瘤	ChiCTR-IOR-17011859	上皮性卵巢癌（非糖尿病）	47
前列腺肿瘤	EudraCT number 2014-005193- Ⅱ	前列腺癌（新诊断，局限性，计划行根治性前列腺切除术）	100
	NCT01796028 Phase Ⅱ	前列腺癌（转移性、去势耐药、非糖尿病）	99
皮肤癌	NCT02325401	HNSCC	39
	NCT01840007 Phase Ⅰ	转移性黑色素瘤（一线治疗后进展，不符合条件或对伊匹单抗无反应的患者）	17
子宫肿瘤	Phase Ⅲ	子宫内膜样癌或不典型子宫内膜增生（术前）	88
白血病	NCT01324180 Phase Ⅰ	复发性急性淋巴细胞白血病	14
淋巴瘤	NCT03200015 Phase Ⅱ	弥漫大 B 细胞淋巴瘤（diffuse large B cell lymphoma DLBCL）	15
骨髓瘤	NCT03829020 Phase Ⅰ	复发性浆细胞骨髓瘤和难治性浆细胞骨髓瘤	36

▶ 5.二甲双胍对假性黑棘皮病的治疗作用

假性黑棘皮病（pseudoacanthosis nigricans，AN）是一种良性黑棘皮病样疾病，由 Gikison 在 1992 年提出，主要基于胰岛素抵抗、高胰岛素血症、高雄激素血症等引起的皮肤特征性改变。对于与胰岛素抵抗相关的 AN，可以使用常规的胰岛素增敏剂，如二甲双胍。二甲双胍可增加外周胰岛素反应性，导致葡萄糖生产减少，减轻高胰岛素血症，降低体重、脂肪量和胰岛素抵抗，增加患者胰岛素敏感性。在印度进行的一项临床试验中，40 名患有 AN 和胰岛素抵抗的患者，每天使用 500mg 二甲双胍 3 次，持续 3 个月。与 20 名服用安慰剂的对照组患者相比，服用二甲双胍的患者颈部和腋窝的神经节有统计学和临床意义上的显著改善，但指节、手指或肘关节的神经节没有改善。在另一项规模较小、为期 6 个月的前瞻性二甲双胍试验中，5 名患者中有 3 名患者（2 名青少年和 1 名成人）的 AN 症状得到改善。但在另一项前瞻性、随机、开放标签试验中，通过对 27 例胰岛素抵抗患者进行为期 12 周的二甲双胍和罗格列酮的比较，发现罗格列酮可显著降低空腹胰岛素水平，但两种药物对 AN 病变和皮肤质地的改善甚微。因此，二甲双胍对 AN 的治疗仍需长时间、大样本的观察[28]。

▶ 6.二甲双胍对血清促甲状腺激素（TSH）的影响

甲状腺疾病、肥胖和 2 型糖尿病（T2DM）是较常见的内分泌疾病[29]。它们常常同时出现在同一患者身上。特别是在 T2DM 患者中，甲状腺功能减退的患病率为 10% ~ 15%[30]。在一项前瞻性研究中，101 例 2 型糖尿病患者接受了二甲双胍治疗。其中 29 例甲状腺功能低下患者接受左甲状腺素（LT4）治疗，18 例甲状腺功能低下患者未接受 LT4 治疗，另外 54 例为甲状腺功能正常患者。使用二甲双胍治疗 1 年后，合并 T2DM 和甲状腺功能减退患者的血清 TSH 水平均显著降低（n = 47）。甲状腺正常患者无变化。此外，血清 FT4 水平未受影响。有趣的是，使用二甲双胍后，患者的体重指数（BMI）没有差异，故可排除体重降低在二甲双胍降低 TSH 效果中的作用。Vigersky 等也观察了 4 例用左旋甲状腺激素替代治疗的甲状腺机能减退症的患者，发现在治疗起始同时加用二甲双胍治疗（3 例糖尿病和 1 例非酒精性脂肪性肝炎），可使 TSH 抑制至低于正常水平，且没有任何患者出现甲状腺功能亢进的临床症状 [31]。

因此，初步临床证据显示，二甲双胍对 T2DM 和甲状腺功能减退患者或 TSH 正常值偏高患者具有降低 TSH 的作用。此外，二甲双胍可能对无胰岛素抵抗患者的甲状腺结节生长起到保护作用。但是，二甲双胍引起甲状腺功能减退的患者 TSH 水平下降的机制必须通过进一步的前瞻性、随机安慰剂对照研究和实验研究来证实。

二甲双胍如何引起甲状腺功能减退的患者 TSH 水平下降，目前机制尚不清楚，可能与药物的相互作用有关。如果二甲双胍可引起的甲状腺功能减退患者 TSH 下降这一现象得到进一步确立的话，二甲双胍将有可能作为甲状腺切除后抑制 TSH 的辅助治疗药物，尤其是针对甲状腺恶性肿瘤的患者。

▶ 7. 二甲双胍延缓衰老

众所周知，使用二甲双胍治疗 T2DM 患者能带来众多有益健康的结果 [32,33]。来自线虫、老鼠中的实验研究成果也促使研究人员探寻二甲双胍能否作为一种延缓衰老药物，发挥延长寿命的作用。在饮食中添加二甲双胍可以延缓线虫和啮齿动物的衰老，延长寿命。在秀丽隐杆线虫中，二甲双胍对寿命的有利影响，至少在某种程度上通过改变微生物介导叶酸和蛋氨酸代谢，并可能通过转录因子 SKN-1 / Nrf2、AMPK 和上游的 LKB1 等。此外，二甲双胍也被发现通过影响线粒体功能、肠道菌群、自噬等途径调节衰老。

在基于对 53 项研究的系统回顾，Campbell 等人也得出结论，二甲双胍通过降血糖水平和体重，改善患者的代谢状况，从而降低与糖尿病相关的其他疾病的严重程度和风险，如心血管、癌症和神经退行性疾病；使用二甲双胍治疗 T2DM 患者对健康寿命有积极的益处[34]。包括 MILES（二甲双胍长寿研究）和 TAME（二甲双胍靶向衰老研究）在内的多项临床试验也被用于评估二甲双胍作为一种延缓衰老药物的潜在益处。MILES 的初步分析结果表明，二甲双胍可能诱导延缓衰老的转录变化；然而，二甲双胍对那些无疾病的受试者是否具有保护作用仍存在争议。因此，尚需进一步的临床试验，以了解二甲双胍对不同年龄组、无慢性疾病的受试者的影响，这将有助于确定二甲双胍是否具有除减轻现有疾病负担以外的其他益处。

▶ 8. 二甲双胍与痴呆

糖尿病患者患阿尔茨海默病 (AD) 的风险增加两倍，高血糖本身与情景记忆受损和海马萎缩相关，这两者都是阿尔茨海默病的特征性体征。二甲双胍可以通过血脑屏障，并具有有效的胰岛素增敏特性，从而有可能被用于缓解 AD 病理。研究表明二甲双胍对认知的有益作用可能是通过减弱胰岛素抵抗和减少氧化应激介导的。但关于使用二甲双胍会增加或减少痴呆率的发生，目前还存在争议。悉尼圣文森特医院内分泌学家 Katherine Samaras 教授的研究发现，接受二甲双胍治疗的老年糖尿病患者认知能力下降较慢，患痴呆症的风险较低[35]。然而，二甲双胍可能在 AD 发病机制中发挥保护作用的推测受到了几项纵向研究的挑战。英国的一项研究表明，长期使用二甲双胍与 AD 风险增加有关[36]。中国台湾地区的一项基于人群的队列研究也显示，T2DM 患者接触二甲双胍可能是神经退行性疾病的一个危险因素，包括痴呆和帕金森病 [37]。

由此可见，糖尿病和二甲双胍的高全球流行率需要进一步的实验研究来确定二甲双胍使用与 AD 风险之间的联系及机制。此外，需要更大规模的具有更多临床信息的前瞻性研究来获得二甲双胍对于认知安全性的确切结果。

四、二甲双胍禁忌证和注意事项

所谓"是药三分毒"，二甲双胍的副作用也不能忽视。大多数糖尿病患者在服用二甲双胍后可出现不同程度的胃肠道反应，其常见的主要症状是腹痛腹胀、恶心呕吐、腹泻或便秘等胃肠道不适，严重时可出现胃溃疡或十二指肠溃疡。二甲双胍长期服用还可能导致体内维生素 B12 缺乏等症状。

二甲双胍最严重且罕见的不良反应为乳酸酸中毒。现有研究资料提示，二甲双胍的乳酸酸中毒发生率极低。Cryer 等对 8732 名 T2DM 患者随机分组，比较二甲双胍治疗组及饮食控制、磺脲类药组治疗一年乳酸酸中毒发生情况。结果证实，只要用药时考虑到二甲双胍的禁忌证，两组发生乳酸酸中毒概率无显著差异 [38]。这一结论在 Cochrane 协助组的回顾性研究中也得到了证实。但为降低乳酸酸中毒的发生率，我们在临床上需避免在以下情况应用二甲双胍，如血糖控制不理想、出现糖尿病酮症、长期禁食、重症感染、酗酒、肝功能不全及组织缺氧；同时，使用非甾体类消炎药，利尿剂会增加二甲双胍发生乳酸酸中毒的风险，尤其是近期联合使用 H2- 拮抗剂（如西咪替丁）的患者。H2- 拮抗剂可竞争性抑制二甲双胍在肾脏的排泄造成其在肾脏的蓄积进而导致肾功能的损害。

2022 年，来自南丹麦大学的 Maarten J. Wensink 和他的同事们通过对大样本人群的回顾性分析发现，男性在备孕前 3 个月开始服用二甲双胍，与后代的重大出生缺陷风险增加 40% 显著相关 [39]。尽管这项研究存在一定的研究缺陷，其结论也需要进一步证实，但对患有糖尿病的准爸爸们而言，是一个提醒：在备孕过程中，需与医生讨论决定安全、有效的糖尿病治疗方案。

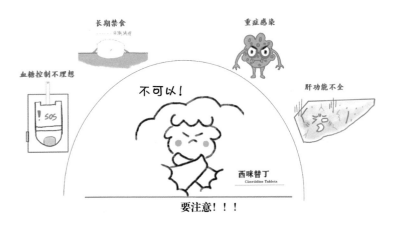

图 4-8 二甲双胍禁忌证

五、展望

从 1957 年首次临床应用，到 2007 年巩固和确定 T2DM 治疗的一线药物地位，虽然几经沉浮，二甲双胍已经走过了辉煌的 50 年。二甲双胍独特作用的发现使其越来越受到世界各地临床医生的支持，也有越来越多的循证医学证据巩固了其在国际糖尿病指南中的权威地位。因此，我们有理由相信，二甲双胍这类药物将在人类征服糖尿病的史诗中谱写出更加辉煌灿烂的篇章！

编写：郑龙轶、杨文、吕洪伟、吕桂帅

绘图：张宇航，刘蓝天

参考文献

[1] Pollak MN. Investigating metformin for cancer prevention and treatment: the end of the beginning. Cancer Discov, 2012,2(9):778–790.

[2] Bailey CJ. Metformin: historical overview. Diabetologia, 2017,60(9):1566–1576.

[3] Rena G, Hardie DG, Pearson ER. The mechanisms of action of metformin. Diabetologia, 2017,60(9):1577–1585.

[4] Standards of medical care in diabetes--2014. Diabetes Care, 2014,37 (Suppl 1):S14–80.

[5] Zhou G, Myers R, Li Y, et al. Role of AMP–activated protein kinase in mechanism of metformin action. J Clin Invest, 2001,108(8):1167–1174.

[6] Zhang CS, Li M, Ma T, et al. Metformin Activates AMPK through the Lysosomal Pathway. Cell Metab, 2016,24(4):521–522.

[7] Ma T, Tian X, Zhang B, et al. Low–dose metformin targets the lysosomal AMPK pathway through PEN2. Nature, 2022,603(7899):159–165.

[8] Yasuda N, Inoue T, Nagakura T, et al. Metformin causes reduction of food intake and body weight gain and improvement of glucose intolerance in combination with dipeptidyl peptidase IV inhibitor in Zucker fa/fa rats. J Pharmacol Exp Ther, 2004,310(2):614–619.

[9] Stefanovic V, Antic S, Mitic–Zlatkovic M, Vlahovic P. Reversal of increased lymphocyte PC–1 activity in patients with type 2 diabetes treated with metformin. Diabetes Metab Res Rev, 1999,15(6):400–404.

[10] Wulffele MG, Kooy A, de Zeeuw D, Stehouwer CD, Gansevoort RT. The effect of metformin on blood pressure, plasma cholesterol and triglycerides in type 2 diabetes mellitus: a systematic review. J Intern Med, 2004,256(1):1–14.

[11] Glintborg D, Altinok ML, Mumm H, Hermann AP, Ravn P, Andersen M. Body composition is improved during 12 months' treatment with metformin

alone or combined with oral contraceptives compared with treatment with oral contraceptives in polycystic ovary syndrome. J Clin Endocrinol Metab, 2014,99(7):2584-2591.

[12] Sumida Y, Seko Y, Yoneda M. Novel antidiabetic medications for non-alcoholic fatty liver disease with type 2 diabetes mellitus. Hepatol Res, 2017,47(4):266-280.

[13] Urso R, Visco-Comandini U. Metformin in non-alcoholic steatohepatitis. Lancet, 2002,359(9303):355-356.

[14] Rakoski MO, Singal AG, Rogers MA, Conjeevaram H. Meta-analysis: insulin sensitizers for the treatment of non-alcoholic steatohepatitis. Aliment Pharmacol Ther, 2010,32(10):1211-1221.

[15] Rittig N, Aagaard NK, Villadsen GE, et al. Randomised clinical study: acute effects of metformin versus placebo on portal pressure in patients with cirrhosis and portal hypertension. Aliment Pharmacol Ther, 2021,54(3):320-328.

[16] Saengboonmee C, Sanlung T, Wongkham S. Repurposing Metformin for Cancer Treatment: A Great Challenge of a Promising Drug. Anticancer Res, 2021,41(12):5913-5918.

[17] Evans JM, Donnelly LA, Emslie-Smith AM, Alessi DR, Morris AD. Metformin and reduced risk of cancer in diabetic patients. BMJ, 2005,330(7503):1304-1305.

[18] Bowker SL, Yasui Y, Veugelers P, Johnson JA. Glucose-lowering agents and cancer mortality rates in type 2 diabetes: assessing effects of time-varying exposure. Diabetologia, 2010,53(8):1631-1637.

[19] Zhao H, Swanson KD, Zheng B. Therapeutic Repurposing of Biguanides in Cancer. Trends Cancer, 2021,7(8):714-730.

[20] Pearce EL, Walsh MC, Cejas PJ, et al. Enhancing CD8 T-cell memory by modulating fatty acid metabolism. Nature, 2009,460(7251):103-107.

[21] Eikawa S, Nishida M, Mizukami S, Yamazaki C, Nakayama E, Udono H. Immune-mediated antitumor effect by type 2 diabetes drug, metformin. Proc Natl Acad Sci USA, 2015,112(6):1809-1814.

[22] Cha JH, Yang WH, Xia W, et al. Metformin Promotes Antitumor Immunity via Endoplasmic-Reticulum-Associated Degradation of PD-L1. Mol Cell, 2018,71(4):606-620 e607.

[23] Kunisada Y, Eikawa S, Tomonobu N, et al. Attenuation of CD4(+)CD25(+) Regulatory T Cells in the Tumor Microenvironment by Metformin, a Type 2 Diabetes Drug. EBioMedicine, 2017,25:154-164.

[24] Li L, Wang L, Li J, et al. Metformin-Induced Reduction of CD39 and CD73 Blocks Myeloid-Derived Suppressor Cell Activity in Patients with Ovarian Cancer. Cancer Res, 2018,78(7):1779-1791.

[25] Wang S, Lin Y, Xiong X, et al. Low-Dose Metformin Reprograms the Tumor Immune Microenvironment in Human Esophageal Cancer: Results of a Phase II Clinical Trial. Clin Cancer Res, 2020,26(18):4921-4932.

[26] Afzal MZ, Dragnev K, Sarwar T, Shirai K. Clinical outcomes in non-small-cell lung cancer patients receiving concurrent metformin and immune checkpoint inhibitors. Lung Cancer Manag, 2019,8(2):LMT11.

[27] Skuli SJ, Alomari S, Gaitsch H, Bakayoko A, Skuli N, Tyler BM. Metformin and Cancer, an Ambiguanidous Relationship. Pharmaceuticals (Basel), 2022,15(5).

[28] Patel NU, Roach C, Alinia H, Huang WW, Feldman SR. Current treatment options for acanthosis nigricans. Clin Cosmet Investig Dermatol, 2018,11:407-413.

[29] Cannarella R, Condorelli RA, Barbagallo F, Aversa A, Calogero AE, La Vignera S. TSH lowering effects of metformin: a possible mechanism of action. J Endocrinol Invest, 2021,44(7):1547-1550.

[30] Altomare M, La Vignera S, Asero P, et al. High prevalence of thyroid dysfunction in pregnant women. J Endocrinol Invest, 2013,36(6):407-411.

[31] Vigersky RA, Filmore-Nassar A, Glass AR. Thyrotropin suppression by metformin. J Clin Endocrinol Metab, 2006,91(1):225-227.

[32] Induri SNR, Kansara P, Thomas SC, Xu F, Saxena D, Li X. The Gut Microbiome, Metformin, and Aging. Annu Rev Pharmacol Toxicol, 2022,62:85-108.

[33] Mohammed I, Hollenberg MD, Ding H, Triggle CR. A Critical Review of the Evidence That Metformin Is a Putative Anti-Aging Drug That Enhances Healthspan and Extends Lifespan. Front Endocrinol (Lausanne), 2021,12:718942.

[34] Campbell JM, Bellman SM, Stephenson MD, Lisy K. Metformin reduces all-cause mortality and diseases of ageing independent of its effect on diabetes control: A systematic review and meta-analysis. Ageing Res Rev, 2017,40:31-44.

[35] Samaras K, Makkar S, Crawford JD, et al. Metformin Use Is Associated With Slowed Cognitive Decline and Reduced Incident Dementia in Older Adults With Type 2 Diabetes: The Sydney Memory and Ageing Study. Diabetes Care, 2020,43(11):2691-2701.

[36] Imfeld P, Bodmer M, Jick SS, Meier CR. Metformin, other antidiabetic drugs, and risk of Alzheimer's disease: a population-based case-control study. J Am Geriatr Soc, 2012,60(5):916-921.

[37] Kuan YC, Huang KW, Lin CL, Hu CJ, Kao CH. Effects of metformin exposure on neurodegenerative diseases in elderly patients with type 2 diabetes mellitus. Prog Neuropsychopharmacol Biol Psychiatry, 2017,79(Pt B):77-83.

[38] Cryer DR, Nicholas SP, Henry DH, Mills DJ, Stadel BV. Comparative outcomes study of metformin intervention versus conventional approach the COSMIC Approach Study. Diabetes Care, 2005,28(3):539-543.

[39] Louis GMB. Paternal Preconception Diabetes Drugs and Birth Defects in Offspring: A Call for More Conclusive Study. Ann Intern Med, 2022,175(5):751-752.

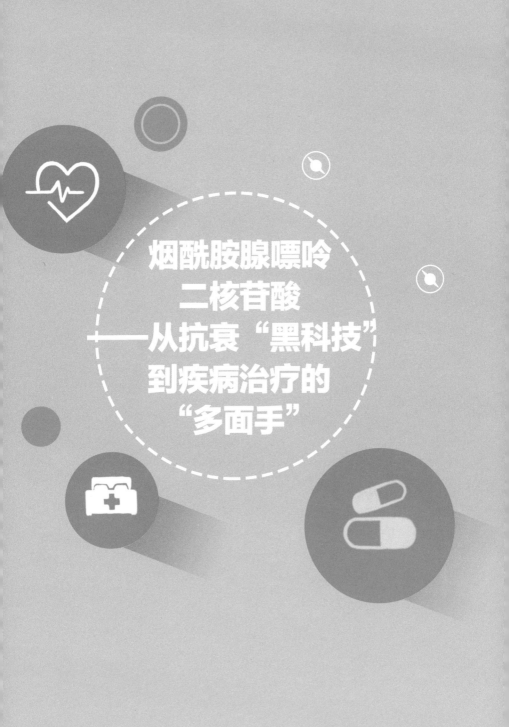

烟酰胺腺嘌呤
二核苷酸
——从抗衰"黑科技"
到疾病治疗的
"多面手"

目录

导语 ⟶

- 烟酰胺腺嘌呤二核苷酸（nicotinamide adenine dinucleotide，NAD^+），是氧化还原反应中重要的辅酶，参与调控众多生物过程。随着年龄的增长，人体内 NAD^+ 的水平逐渐减低。

- 近年来，人们发现 NAD^+ 缺失与多种疾病相关，而有效摄入 NAD^+ 前体明显地改善了疾病的不同进程。

- NAD^+ 作为"抗衰明星"，与肿瘤和衰老之间的辩证关系尚待深入研究，并需要大量的临床试验证实，故不能盲目服用 NAD^+ 前体。

一、烟酰胺腺嘌呤二核苷酸（NAD$^+$）的发现与主要进展

1904 年，诺贝尔化学奖获得者 Sir Arthur Harden 首先在酵母发酵过程中发现辅酶 NAD$^+$；

1920 年，诺贝尔化学奖获得者 Hans von Euler-Chelpin 首次分离提纯 NAD$^+$ 并发现其二核苷酸结构；

1929 年，Sir Arthur Harden 和 Hans von Euler-Chelpin 对 NAD$^+$ 的结构研究有了重大突破；

1930 年，诺贝尔生理或医学奖获得者 Otto Heinrich Warburg 首次发现 NAD$^+$ 作为辅酶在物质和能量代谢中的关键作用；

1931 年，化学家 Conrad A. Elvehjem 和 CK Koehn 明确烟酸（NAD$^+$的前体）是糙皮病的缓解因子；

接下来的 10 年， Arthur Kornberg 发现 NAD$^+$ 的合成酶，标志着人们开始了解 NAD$^+$ 构建模块；

1958 年，科学家 Jack Preiss 和 Philip Handler 定义 Preiss-Handler 途径，揭示烟酸与帮助治疗糙皮症相同形式的维生素 B3 如何形成 NAD$^+$，有助于科学家进一步了解 NAD$^+$ 在饮食中的作用；

对 NAD+ 重要性的理解始于 20 世纪 60 年代，法国科学家 Pierre Chambon 发现一种称为 Poly ADP- 核糖基化的过程，在此 NAD+ 被分解为两个组成部分，其中一个是烟酰胺，后续被回收，而另一个 ADP- 核糖相遇一种修复细胞的蛋白质 PARP，PARP 类似于另一组称为 sirtuins 的蛋白质，仅在 NAD+ 存在下发挥作用——此发现为 PARP 领域的研究奠定了基础；

Sirtuins 是 20 世纪 70 年代首次发现的一类蛋白质，但 sirtuins 对 NAD+ 的依赖直到 20 世纪 90 年代才被确认；

1980 年，奥地利格拉茨大学医用化学系教授 George Birkmayer 首次将还原型 NAD+ 应用于疾病治疗；

2000 年，生物学家 Leonard Guarente 发现 SIR2 是酵母中的一种 sirtuins 蛋白，只有当它被 NAD+ 激活时才能延长酵母的寿命，这一发现为了解 NAD+ 和衰老提供了依据；

2004 年，科学家发现烟酰胺核苷激酶途径，确定了烟酰胺核苷（NR）是 NAD+ 最直接的前体；

2013 年辛克莱教授发现增加 NAD+ 的水平可以恢复线粒体功能，并且激活 sirtuins；

从 2017 年至今进行的几十例人体临床试验提示，常规剂量的 NAD+ 前体对人体较为安全，并且使体内 NAD+ 水平平均增加 40%。

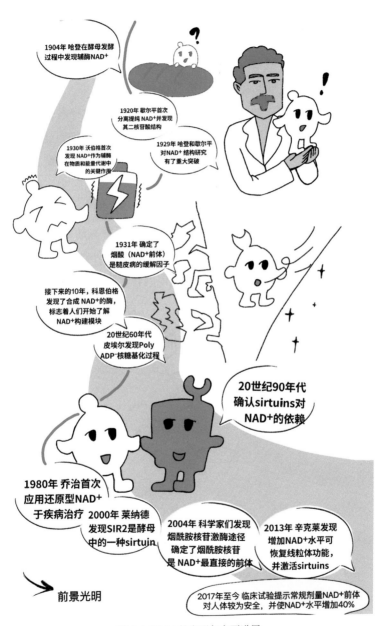

图 5-1 NAD+ 的发现与主要进展

二、NAD⁺ 概况

烟 酰 胺 腺 嘌 呤 二 核 苷 酸（nicotinamide adenine dinucleotide，NAD⁺），最初在酵母发酵过程中被发现，自发现以来，NAD⁺ 在氧化还原代谢、衰老长寿、免疫系统和 DNA 修复等方面发挥着重要作用。NAD⁺ 是生物氧化还原反应中非常重要的辅酶，它作为细胞能量代谢和信号转导的关键介质，参与调控众多生物过程。进入 21 世纪，大众已经不再对 NAD⁺ 这种细胞层面、科学领域的物质感到陌生。因为科学家对于 NAD⁺ 的研究，不再停留于理论阶段，更多的是将其运用到实用阶段，使 NAD⁺ 及其原理转变为对人体健康意义重大的补充剂或药物。NAD⁺ 是不能被人体直接吸收的大分子，故如果额外补充 NAD⁺，机体需要从体外摄入 NAD⁺ 前体，后者进入体内转化为机体所需的 NAD⁺。

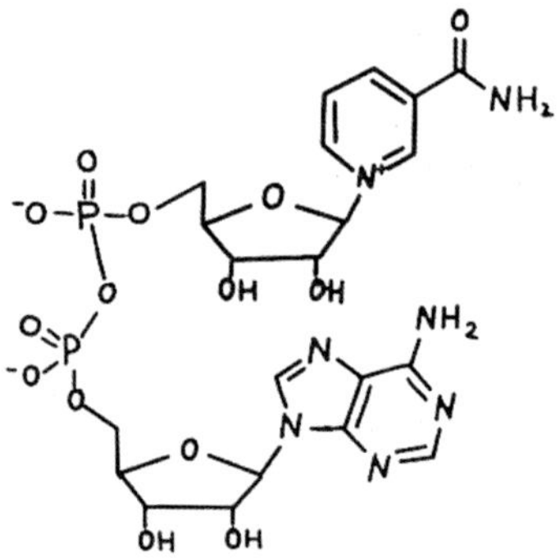

图 5-2 NAD⁺ 分子结构

▶ 1. NAD⁺ 前体

（1）烟酰胺核糖（nicotinamide riboside，NR）

NR 是维生素 B3 的衍生物，通常被认为是高效的 NAD⁺ 前体，由于 NR 可以增加 NAD⁺ 的水平，因此 NR 越来越多地用于补充 NAD⁺，服用 NR 可以使 NAD^+ 在人体内含量增加 60%[1]。在动物研究中，这种增加可带来线粒体健康等益处，但迄今尚无证据表明这些动物研究可推广到人类。NR 在牛奶中微量存在，也可以人工合成。

（2）烟酸（nicotinic acid，NA）

NA 属于维生素 B 族，参与人体的脂质代谢、氧化过程和无氧分解过程，也是维生素 B3 的一种形式，有时也用作所有维生素 B3 的总称。NA 最初由研究尼古丁的化学家发现并称其为烟碱酸，后来其名称被更改为 NA，以使其与烟草区别开来。

NA 可以由体内的色氨酸转化生成，人体一般不易发生烟酸缺乏症，但是当饮食中不含 NA 或存在分解 NA 的物质时，易引发糙皮病。因此，NA 被广泛应用于面食加工、乳制品和玉米粉的制作。NA 通过 Preiss-Handler 途径合成 NAD^+ [2]。

（3）烟酰胺（nicotinamide，NAM）

NAM 是一种存在于动植物食品中的水溶性维生素 B3，也是一种具有成本效益的维生素补充剂。NAM 在胃或肠中被吸收，在肝脏中代谢，并通过肾脏排出。NAM 是美容皮肤科学领域公认的皮肤延缓老化成分，近年来越来越为人们所重视。作为 NAD^+ 的前体，NAM 参与多种氧化还原和非氧化还原反应，调节细胞能量代谢。NAM 通过与 NR 相同的补救途径合成 NAD^+ [3]。

（4）烟酰胺单核苷酸（nicotinamide mononucleotide，NMN）

NMN 是一种具有生物活性的核苷酸，由磷酸基、核苷以及烟酰胺自然反应生成。在人体，NMN 参与细胞能量生成。在 NAD^+ 的生物合成过程中，NMN 作为烟酰胺单核苷酸腺苷基转移酶（nicotinamide mononucleotide adenylyltransferase，NMNAT）的重要底物，被催化转化为 NAD^+。

NMN 天然存在于人们熟知的多种食物中，比如蔬菜中的西兰花和卷心菜、水果中的鳄梨和番茄、肉类中的牛肉。每 100 克西兰花含有 0.25 ~ 1.12 mg NMN，每 100 克鳄梨含有 0.36 ~ 1.60 mg NMN，每 100 克生牛肉含有 0.06 ~ 0.42 mg NMN。

（5）色氨酸（tryptophan，Trp）

Trp 又称 β－吲哚基丙氨酸，是人体的必需氨基酸之一。Trp 可以转化为几种生物活性分子，其中最著名的是血清素。然而，只有小部分 Trp 被代谢成血清素，超过 95% 的 Trp 转化为犬尿素（kynurenin，Kyn）及其分解产物，最终生成 NAD$^+$。Kyn 在许多不同的组织中产生，主要在肝脏、免疫系统和大脑细胞内通过色氨酸双加氧酶（tryptophan dioxygenase，TDO）中的吲哚胺 2,3－双加氧酶（indoleamine 2,3–dioxygenase，IDO）催化 Trp 转化为 Kyn。

Trp 通过从头合成途径生成 NAD$^+$。一旦转化为其他分子，便与 Preiss–Handler 途径合并，这与 NA 生成 NAD$^+$ 所采用的途径相同。尽管 Trp 能产生 NAD$^+$，但其效率却比其他前体低 60 倍 [5]。

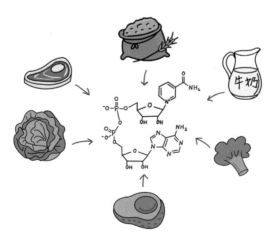

图 5-3 含 NAD$^+$ 及其前体的食物

▶ 2. NAD⁺ 代谢途径

哺乳动物细胞中存在三种 NAD⁺ 的生物合成途径，分别是：① Preiss–Handler 途径，由烟酸（NA）合成 NAD⁺；②从头合成途径，从色氨酸开始；③补救合成途径——哺乳动物细胞中合成 NAD⁺ 最主要的途径。

（1）Preiss–Handler 途径

NA 被烟酸磷酸核糖转移酶催化生成烟酸单核苷酸（nicotinamide mononucleotide，NAMN）[6]。随后，NAMN 经 NMNAT 催化生成烟酸腺嘌呤二核苷酸。最终，NAD⁺ 合成酶将烟酸腺嘌呤二核苷酸转化成 NAD⁺，伴随氨和 ATP 的生成 [7]。

（2）从头合成途径

从头合成途径起始于 IDO 或 TDO，它们将色氨酸转化为 N- 甲酰犬尿氨酸 [8]。N- 甲酰犬尿氨酸被甲酰胺酶转化为犬尿氨酸，羟基通过犬尿氨酸 3- 羟化酶添加到犬尿氨酸。通过犬尿氨酸酶和 3- 羟胺苯甲酸 -3,4- 双加氧酶作用，生成的 3- 羟基 - 犬尿氨酸被转化为 3- 羟氨苯甲酸和 2- 氨基 -3- 羧基粘康酸盐半醛。随后，2 - 氨基 - 3 - 羧基粘康酸盐半醛环化形成喹啉酸，同喹啉酸磷酸核糖基转移酶共同参与合成 NAMN[7]。最后两步反应与 Preiss–Handler 路径相同，即 NMNAT 和 NADS 依次催化 NAMN 和烟酸腺嘌呤二核苷酸合成 NAD⁺。

（3）补救合成途径

补救合成途径是哺乳动物细胞内 NAD⁺ 的主要来源。此合成途径中只有两步反应。在此途径中 NAD⁺ 合成的速率主要取决于烟酰胺磷酸核糖基转移酶（nicotinamide phosphoribosyltransferase，NAMPT），在第一步反应中，NAMPT 将 NAM 和 5- 磷酸核糖 - 焦磷酸转化为 NMN。随后，NMN 与 ATP 结合，经 NMNAT 催化转化为 NAD⁺。NAD⁺ 的降解和随后 NAM 的生成由 NAD⁺ 消耗酶介导，如 sirtuins、PARPs、CD38、CD157、SARMl [9]。

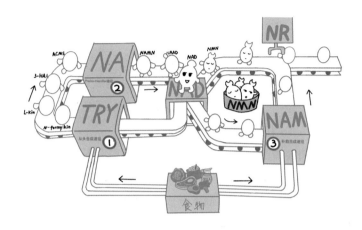

图 5-4 NAD$^+$ 前体及其代谢途径

三、NAD$^+$ 与疾病

▶ **1. NAD$^+$ 与衰老**

人体内的 NAD$^+$ 水平取决于 NAD$^+$ 合成和降解之间的平衡。许多研究报道，在多种类型的组织中，包括肝脏、骨骼肌、脂肪组织、心脏、大脑、肾脏、胰腺、肺、脾脏、皮肤和细胞外液，NAD$^+$ 水平随着年龄的增长而下降[10]。NAD$^+$ 失衡会破坏细胞稳态，不仅导致糙皮病，还会诱发衰老、神经退行性疾病、炎性改变、感染、心血管疾病和癌症[11]。

迄今，衰老是研究 NAD$^+$ 消耗最常见的病理过程，其中长寿蛋白 sirtuins 活性的显著降低与衰老密切相关[12]。NAD$^+$ 耗竭导致细胞内线粒体功能障碍、能量生成下降和活性氧（reactive oxygen species，ROS）累积，产生高水平氧化应激。ROS、氧化应激联合积聚的基因组突变，诱导 DNA 修复酶 PARP 的慢性激活。NAD$^+$ 作为 PARP 底物，高水平的 PARP 导致细胞内 NAD$^+$ 快速消耗，从而降低长寿蛋白，促

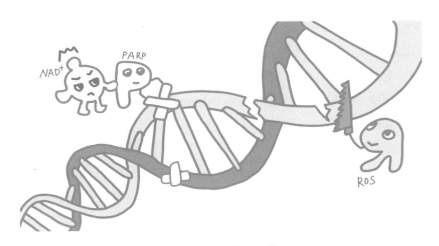

图 5-5 PARP 介导的 DNA 修复

进衰老 [13,14]。相反，给予 NAD+ 前体治疗以及结合其他形式的能量消耗，如运动、热量限制、禁食和低糖，可以上调合成 NAD+ 的 NAMPT 酶活性来抵消衰老效应，重构 NAD+ 水平并促进 sirtuins 激活，延缓衰老。

衰老表现为组织再生能力的下降。组织中干细胞功能的减少导致几乎所有成体干细胞成分的补充减少 [17~19]。这些受损组织缺乏有效修复便是干细胞衰退和衰老的结果 [20]。NAD+ 在维持干细胞数目和多能性方面具有重要作用。通过补充 NAD+ 前体 NR 恢复 NAD+ 水平，可以增强老年小鼠线粒体和干细胞的功能 [15]。一项发表在衰老科学领域著名期刊 *Aging Cell* 上的科学研究发现核小体组装蛋白（nucleosome assembly protein 1-like 2，NAP1L2）水平提升，可导致间充质干细胞衰老，骨骼成骨功能受抑制，引发老年性骨质疏松症；而 NMN 可与 NAP1L2 蛋白结合，或可成为其特异性抑制剂；给衰老小鼠服用 NMN 可减轻间充质干细胞衰老水平，改善成骨功能 [16]。

通过外源性营养补充 NAD+ 前体可降低与衰老相关的肥胖和老年期的胰岛素抵抗 [21]，在机制层面这可能与 sirtuins 通路有关。据报道，

NR 增加 NAD+ 水平，上调 SIRT1 促进叉头框蛋白 O1（forkhead box-1 O1，FOXO1）去乙酰化 [22]。此外，给予外源性 NR 增加线粒体 NAD+ 水平，也增加 SIRT3 水平，促进超氧化物歧化酶 2（superoxide dismutase 2，SOD2）和 NADH 脱氢酶（辅酶 Q）1α 复合体亚基 9 去乙酰化。补充 NMN 同样增加 NAD+ 池，改善肝脏胰岛素抵抗。此外，补充 NMN 可以恢复氧化应激、炎症反应和昼夜节律相关基因的表达 [23]。

2021 年，权威科研期刊 *Science* 刊登了 NMN 人体临床试验的结果，该研究由被称为"NMN 教父"的大卫·辛克莱同门师兄主持，采用严谨的随机双盲对照试验，证明了 NMN 对人体的显著增益功效。数据显示，连续口服 NMN 胶囊 10 周后（每日 250mg，随早餐服用），受试者的蛋白激酶 AKT 苏氨酸 308 和丝氨酸 473 磷酸化水平出现大幅提升，提示 NMN 不仅显著提升了人体骨骼肌的再生和恢复能力，而且提升了受试者骨骼肌中胰岛素敏感性，表明 NMN 对人体衰老的代谢机能表现出长足的逆转 [24]。

▶ 2. NAD+ 与炎症、免疫

炎症（inflammation）：是机体对于内部和外部刺激的一种防御反应，表现为红、肿、热、痛和功能障碍。通常情况下，炎症是保护机体的有益反应，但某些情况下，炎症表现出有害的一面，如对人体自身组织的攻击等等。此外，炎症现在被认为是衰老的标志和疾病的关键驱动因素，并与癌症的发生发展有着密切的关系。慢性炎症是由于免疫细胞与代谢细胞之间的相互作用而对机体新陈代谢产生了深远而复杂的影响，例如糖代谢和脂代谢的紊乱。NAD+ 作为代谢辅因子，不可避免地参与了此病理过程。近些年，免疫与代谢越来越被人们关注，但 NAD+ 代谢如何影响慢性炎症和免疫细胞功能却知之甚少。

（1）先天性免疫

慢性低度炎症被认为是衰老相关疾病和代谢疾病的关键驱动因素，表现为先天免疫系统异常激活，促炎细胞因子表达增加，如（tumor necrosis factor，TNF）、白介素（interleukins，IL）–6（IL–1β）和免疫复合物激活，如 NLRP3 炎症小体。Elie Metchnikoff 是巨噬细胞的发现者，他在一个世纪以前首次在衰老组织中观察到巨噬细胞数目增多。后来，较多的研究表明衰老不仅影响了巨噬细胞的数量，还改变了巨噬细胞的极化状态和功能，从而驱动炎症快速进展[25,26]。

一些最早提出 NAD+ 影响巨噬细胞功能的研究表明，NAMPT 的抑制和随后巨噬细胞中 NAD+ 池的消耗均减少了促炎细胞因子（如 TNF）的分泌，导致巨噬细胞发生形态学改变[27,28]。NAD+ 是巨噬细胞功能的关键调节因子，如有研究发现促炎（M1 型）巨噬细胞极化导致 NAD+ 消耗增加[29]，相反，抗炎（M2 型）巨噬细胞极化与 NAD+ 水平增加相关。在 M1 和 M2 巨噬细胞中阻断 NAM 补救通路，显著降低了决定 M1 和 M2 表型相关的基因表达。NAD+ 的前体 NMN 和 NR 可以绕过补救途径 NAMPT 的抑制，从而挽救这一效应[29]。

在衰老过程中，NAD+ 水平下降离不开肝脏和脂肪中促炎 M1 型巨噬细胞的增加积累，表现为 CD38 表达上调和 NAD+ 酶活性升高[30]。此外，促炎 M1 型巨噬细胞可能是衰老组织中促炎细胞因子的主要来源。过多的促炎细胞因子推动炎症的恶性循环，导致更严重的炎症表型，增强组织和 DNA 损伤，进一步加剧 NAD+ 的消耗，并加速与年龄相关的生理衰退。因此，靶向巨噬细胞免疫代谢通路，特别是调控 NAD+ 生物合成通路或降解通路，有望成为激活或抑制巨噬细胞功能、调节巨噬细胞极化状态的治疗策略。这虽然和调节免疫衰老相关，但也可以用来缓解慢性炎症疾病、神经退行性疾病和自发炎症疾病。

近日，韩国一项研究发现补充 NMN 可减轻小鼠结肠炎严重程度，提高生存率。研究者们发现，炎症性肠病（inflammatory bowel disease，

IBD）小鼠体内巨噬细胞中经常出现NAD⁺缺乏现象，导致吞噬功能受损。巨噬细胞吞噬功能受损后难以有效杀伤病原体，故而使得炎症反应迁延、加剧 [31]。这种现象在类风湿关节炎、糖尿病和败血症等炎症性疾病中也存在，故口服 NMN 提升巨噬细胞内 NAD⁺ 水平可能有助于减轻各种炎症性疾病的严重程度。

许多经典的口服抗炎药物，如西乐葆（塞来昔布）、消炎痛（吲哚美辛）、扶他林（双氯芬酸）等均通过抑制环加氧酶（cyclooxygenase, COX）来发挥消炎作用。然而，长期服用此类药物，可能引起胃肠道损伤、出血等严重不良反应。清华大学科研团队在著名科研期刊 *Front Mol Biosci* 刊登了一项新的研究成果：补充 NMN 可显著降低免疫细胞内 COX–2 表达量，同时补充 NMN 无须担心以上不良反应。因此，补充 NMN 或可成为治疗慢性炎症的有效方法 [32]。

（2）适应性免疫

像先天免疫系统一样，衰老的特征是由于适应性免疫细胞功能的改变而导致建立有效适应性免疫应答的能力降低，这一过程被称为免疫衰老。衰老会导致适应性免疫细胞群的失衡，包括幼稚 T 细胞和 B 细胞水平降低，T 细胞抗原受体多样性丧失及虚拟记忆 T 细胞水平升高。NAD⁺ 和 NAD⁺ 消耗酶在 T 细胞生物学中的调节作用已被证明 [33~36]，因此，对于年龄相关的适应性免疫功能障碍疾病，通过操纵 NAD⁺ 相关途径具有代谢重编程的潜力。

▶ 3. NAD⁺ 与代谢性疾病

NAD⁺ 最初是通过调节酵母提取物的代谢速率而被发现的，至今 NAD⁺ 与代谢之间的联系已经被发现了近一个世纪。NAD⁺ 处于代谢的核心，调节多种代谢途径的代谢通量。NAD⁺ 稳态对于各种代谢组织的正常功能是必需的，包括脂肪、肌肉、肠道、肾脏和肝脏。在过去的

20年里，越来越多的证据表明靶向 NAD$^+$ 代谢、补充 NAD$^+$ 前体有助于治疗代谢性疾病。

最近在酿酒酵母中发现长寿蛋白酵母去乙酰化酶 Sir2 以 NAD$^+$ 依赖的方式增加寿命，这表明 Sir2 活性可能与代谢状态有关。通过对哺乳动物系统进行寿命延长相关的代谢干预，如运动、热量限制、限时饲养和生酮饮食、健康睡眠规律均可以增加一部分 NAD$^+$ 水平，从而导致 Sirtuins 激活；而改变或破坏代谢状态，如高脂饮食、产后体重丧失和昼夜节律的破坏均导致 NAD$^+$ 水平降低，从而降低 Sirtuins 活性及其他依赖 NAD$^+$ 的细胞过程。相反，增加细胞 NAD$^+$ 水平可以减少压力并驱动代谢反应的方向。此外，较高的 NAD$^+$ 水平可以促进核 SIRT1 和线粒体 SIRT3 的去乙酰化酶活性，从而调节线粒体功能，保护机体

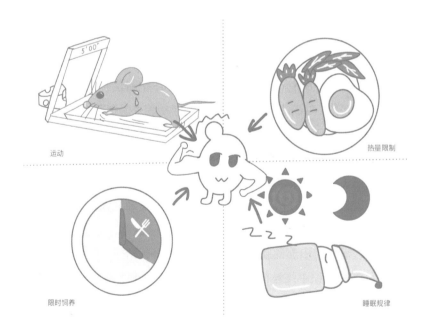

运动　　　　　　　　　　　　　　　　　　热量限制

限时饲养　　　　　　　　　　　　　　　　睡眠规律

图 5-6 代谢干预增加体内 NAD$^+$ 水平

免受高脂饮食诱导的代谢性疾病的侵袭[37]。综上所述，这些关键研究提供了强有力的证据和理论基础，即靶向 NAD+ 降解途径或提高 NAD+ 水平可影响代谢过程，并可预防糖尿病、肥胖及非酒精性脂肪性肝病等代谢疾病。

（1）糖尿病

糖尿病是一种受遗传因素、环境因素及生活习惯所影响导致的一种慢性代谢性疾病。主要原因是人体胰腺不能正常产生胰岛素（胰岛素缺乏）或身体不能正常利用胰岛素（胰岛素抵抗），导致血糖高于正常水平。近年来，糖尿病的发病率在全球范围内持续上升。糖尿病基本上可分为四种类型：1 型糖尿病、2 型糖尿病、妊娠糖尿病、特殊类型糖尿病。胰岛素抵抗和胰岛素分泌受损构成了 2 型糖尿病的病理生理学基础，而 NAD+ 代谢可调控胰岛素的敏感性和分泌[9]。最近的一项研究表明，随着年龄的增长，NAD+ 水平的下降在很大程度上取决于 NAD+ 消耗酶 CD38。CD38 具有催化 NAD+ 降解为 NAM 和 ADP 核糖（ADPR）的酶活性。CD38 还具有 ADPR 环化酶活性，催化 NAD+ 生成环 ADPR[38]。CD38 缺陷小鼠表现出与年龄相关的葡萄糖耐量增加。这种益处应归因于通过增加线粒体 NAD+ 水平和 SIRT3 活性来上调线粒体功能[39]。最近，有报道称 CD38 特异性抑制剂 78c 对与年龄相关的身体衰退（包括糖耐量和运动能力）具有益处。78c 治疗可防止体内 NAD+ 随年龄增长而下降，并激活 sirtuins、AMPK 和 PARPs[40]。

使用 NR 提高体内 NAD+，通过增强 sirtuins 通路，促进 FOXO1 脱乙酰化，改善肥胖引起的胰岛素抵抗[41]。此外，给予 NR 有助于骨骼肌和棕色脂肪组织中线粒体含量的增加。因此，服用 NR 可保护小鼠免于肥胖和葡萄糖耐量，增加脂肪酸氧化和能量消耗，并提高胰岛素敏感性[41]。与 NR 一样，NMN 可提高肝脏 NAD+ 水平，改善肝脏胰岛素敏感性。此外，NMN 可减轻氧化应激和饮食诱导肥胖引起的炎症反应，并恢复受干扰的昼夜节律[42]。长期服用 NMN 可以改善与年龄相关的胰岛素抵抗，并防止基因表达随年龄的变化。给予 NMN 的老龄小鼠骨骼肌线粒体呼吸能力也较好，这可能有助于提高葡萄糖耐量[43]。通过对动物模型研究发现，在糖尿病肾病早期尽快给予 NMN 治疗，可降低尿白蛋白排泄增加速率，减轻肾脏系膜扩张和足突消失等病理变化。值得一提的是，对于糖尿病肾病早期患者，即使只进行短期的 NMN 治疗，也可能对肾脏功能产生长久的保护[44]。

最近，一个研究小组研究了长期服用 NAM 对小鼠的影响[45]。尽管服用 NAM 对 NAD+ 水平和平均寿命或最长寿命没有改善，但服用 NAM 恢复了一些与衰老相关的代谢下降，包括蛋白质羰基化增加和耗氧率降低。因此，NAM 改善了饮食诱导肥胖时的糖耐量。先前的研究也表明，在各种糖尿病啮齿动物模型中，服用 NAM 可通过增加 β 细胞增殖来改善持续性高血糖[46,47]。尤其是，NAM 可以拯救链脲佐菌素（streptozotocin, STZ）诱导的 β 细胞损伤和糖尿病 [1 型糖尿病模型（type 1 diabetes model, T1DM）][47]。尽管小规模的临床试验报告了 NAM 对 T1DM 的有益作用[48]，但一项大规模的随机对照试验表明，NAM 干预对于具有抗胰岛细胞抗体的患者未能预防 T1DM 的发病[49]。鉴于 NAD+ 介导的 SIRT1 具有增强 β 细胞中的胰岛素分泌指数的作用，NMN 和 NR 仍然是 T1DM 有吸引力的候选药物[50]，但 NMN 或 NR 在预防和 / 或治疗 T1DM 中的作用尚需进一步研究。

2020 年，NMN 首个二期临床试验完结，证实 NMN 可以改善骨骼肌胰岛素敏感性，而 2021 年由日本东京大学开展的另一项 NMN 临床试验结果验证了 NMN 在提升 NAD+ 水平的同时，提高胰岛素敏感性，改善全身代谢衰老，并且还增强肌肉量与肌力[51]。

（2）肥胖

在世界范围内，肥胖是一种日益严重的流行病。肥胖患者罹患 2

型糖尿病、心血管疾病、非酒精性脂肪性肝病、动脉粥样硬化、中风和癌症的风险更高。肥胖还会加速衰老，与寿命缩短有关[52]。

一些研究表明，在脂肪组织、骨骼肌、肝脏和下丘脑等多种小鼠组织中，NAD+水平随着肥胖而降低。此外，肥胖会导致轻度炎症，诱导组织生成炎症性细胞因子[53]。一些研究发现肥胖患者的脂肪组织、血清和肝脏中NAD+合成酶NAMPT水平降低[54]。接受高脂饮食的小鼠表现出炎症增加，炎症性细胞因子诱导NAMPT表达降低，为肥胖期间NAD+水平下降提供了一个潜在的解释机制。脂肪细胞特异性缺失NAMPT的小鼠脂肪组织中NAD+水平降低，胰岛素抵抗增加，代谢功能紊乱加剧，补充NMN可以逆转这一现象[55]。有趣的是，研究发现敲除NAD+消耗酶PARP1、CD38的小鼠或经PARP/CD38抑制剂处理的小鼠具有超生理水平的NAD+，这些小鼠在高脂饮食条件下和在衰老过程中均不会发生肥胖，且具备较高的代谢率和（相对）正常的葡萄糖代谢[40,56,57]。

补充NMN或NR可预防肥胖小鼠体内NAD+水平的降低。NR给药通过增加机体能量消耗部分抑制了喂食高脂肪饮食（high fat diet，HFD）小鼠的体重增加[41,43,57]。长期服用NMN的小鼠表现出更高的能量消耗和体力活动，衰老期间的体重增加受到抑制[43]。因此，服用NAD+前体可以改善饮食和年龄相关的体重增加，使用NMN和NR进行营养干预可能是一种很有前途的减肥策略。

人胰高血糖素样肽-1（glucagon-like peptide 1，GLP-1）受体激动剂成为近年来炙手可热的糖尿病治疗新药，"肥胖症"也获批成为适应证，使GLP-1受体激动剂成为一种合法的减肥药。GLP-1是由肠上皮细胞分泌的一种胃肠道激素，可促进胰岛β细胞在餐后分泌胰岛素来降低血糖；在肥胖、葡萄糖不耐受和糖尿病患者中，GLP-1分泌减少。日本学者发现，通过给肥胖小鼠饲喂NMN，能够提升GLP-1产生，降低餐后血糖，纠正肥胖相关代谢紊乱。此项研究为NMN改善代谢提供了一种全新的理论机制，也让 NMN 因提升 GLP-1 降血糖功效而类似新型降糖减肥药 [58]。

目前，关于 NAD+ 前体的临床试验大多是在健康人群中展开，以测试 NR 和 NMN 的有效剂量是否可以安全地提高 NAD+ 水平。最近的两项随机和双盲研究：利用 NR 治疗超重和肥胖患者分别 6 周和 12 周，发现虽然 NR 可以有效地增加这些个体的 NAD+ 水平，但两项研究的参与者都没有任何体重减轻、胰岛素敏感性增加或线粒体功能增强的迹象 [59,60]。因此，靶向 NAD+ 代谢是否能有效治疗肥胖或老年人的代谢性疾病还不清楚。

（3）非酒精性脂肪性肝病

非酒精性脂肪性肝病（non-alcoholic fatty liver disease，NAFLD）是全球范围内常见的肝病之一，它的特征是肝脏脂肪聚集过量，多数患者伴随胰岛素不足。近年来，脂肪肝的发病率日趋走高，且年龄日趋年轻化。脂肪肝有 15% 的概率转化为肝炎，甚至是肝纤维化或肝硬化，距离肝癌仅有一步之遥。然而，临床上还没有批准可用于治疗脂肪肝的药物，只能通过生活方式如减肥和运动等措施来干预治疗 [61]。

NMN 可以将年长小鼠体内 NAD+ 提高到年轻水平，抑制肝脏脂质合成，对于预防和治疗肥胖、NAFLD 效果显著 [62]。此外，补充 NAD+ 能够减缓小鼠的脂肪性肝病进程，减轻胰岛素抵抗等代谢异常状态，产生与运动类似的健康效果 [63]。

异常的肝脂质沉积是产生 NAFLD 的主要原因之一。在 NAFLD 中，异位脂质积聚导致 ROS 增加和线粒体功能障碍 [64]。据报道，饮食诱导的 NAFLD 小鼠模型除了肝脏 NAD+ 水平降低，同时 SIRT1 和 SIRT3 的活性也降低 [65~68]。相反，SIRT1 过表达可恢复饮食诱导的肝脂肪变性 [69,70]。NR 可通过升高 NAD+ 和随后激活 SIRT1 保护线粒体免受饮食诱导的 NAFLD 功能障碍。在人类，NAFLD 患者肝脏内的 NAMPT 水平表达降低。NAMPT 抑制剂 FK866 对 NAMPT 的抑制促进了高脂肪饮食喂养小鼠的脂质积聚和肝脂肪变性，其解释机制为 FK866 可降低高脂肪饮食喂养小鼠肝脏中 SIRT1 和磷酸化 AMPK 的蛋白水平，并增加胆固醇调节元件结合蛋白和脂肪酸合成酶的基因表达[71]。同样，NAMPT 表达缺失的小鼠其肝脏表现出 NAFLD 样表型，包括脂质积聚、慢性炎症和胰岛素敏感性受损；而给予 NR 可挽救 NAFLD 样表型[62]。

哥本哈根大学科研团队发现 NAFLD 小鼠体内 NAD+ 水平较低时，小鼠更容易发生肝纤维化，进一步加重疾病严重程度；而通过补充 NMN 类物质提升 NAD+ 水平，能够延缓脂肪肝进展，并可预防肝损伤[72]。此外，*Hum Exp Toxicol* 期刊 2021 年刊登了一项研究，再次证实 NMN 是一种强效的保肝物质，不仅可用于解救"脂肪肝"、"酒精肝"等由饮食或酒精诱导的肝脂肪变性和炎症，未来或许可被证实能够帮助预防或治疗药物诱发的肝损伤[73]。由此可见，补充 NAD+ 的前体物质，能有效提高肝脏 NAD+ 水平，减少肝脏损伤，对于脂肪肝的治疗具有一定的意义。

▶ 4. NAD+ 与神经系统疾病

（1）阿尔茨海默病

阿尔茨海默病（Alzheimer's disease，AD）是老年人痴呆的最常见病因，衰老是 AD 最重要的危险因素[74]。线粒体功能障碍是衰老的标志，也是 AD 的主要表征，故增强线粒体功能成为 AD 的潜在治疗手段[75]。

NMN 被发现可以改善老年性疾病的线粒体功能[76]。给 AD 小鼠模型（APP/PS1 小鼠）注射 NMN，观察线粒体形态，检测耗氧量，结果发现粒体形态恢复正常、呼吸功能恢复正常，表明 NMN 能改善线粒体的生物能和动力学[77]；另发现 NMN 可以弥补 AD 小鼠模型中 NAD+

的损耗，减少了神经元线粒体碎片，且没有任何副作用。给大鼠进行NMN 和褪黑素单独或联合用药，给药 28 天，评估空间记忆和情景记忆，发现 NMN 和褪黑素单独或联合使用可以延缓衰老引起的记忆障碍；联合给药降低了前额叶皮层和海马区的线粒体功能障碍和凋亡细胞数量，表明 NMN 和褪黑素单独或联合（更有效）可能通过抑制线粒体通透性和增强抗氧化途径来增强神经保护作用，改善认知功能 [78]。由于在上述研究中使用的是低剂量给药，更高剂量的 NMN 给药或者更长时间的给药是否会取得更好的效果尚不清楚。

Aβ 低聚物是治疗 AD 的主要神经毒性药物，在 AD 患者脑中形成淀粉样斑块，抑制海马长期增益效应（long-term potentiation，LTP），NMN 可以保护 Aβ 低聚物引起的认知障碍 [79]。淀粉样前体蛋白（β-amyloid precursor protein，APP）是阿尔茨海默病患者大脑中常见斑块的主要成分，实验表明 NMN 通过介导 APP 裂解分泌酶的表达，抑制 APP 的激活和淀粉样生成过程 [80]。给高龄小鼠补充 NMN，可以增加内皮细胞一氧化氮（NO）介导的血管舒，挽救神经血管耦合（NVC）反应，改善认知功能，证明 NMN 对老龄小鼠有脑微血管保护作用 [81]。

一项由我国同济大学、武汉大学以及美国国立衰老研究所、约翰斯·霍普金斯大学和丹麦哥本哈根大学等国内外知名科研机构共同完成的研究证实，补充 NAD+ 能够减轻神经炎症和细胞衰老，以治疗小鼠模型的 AD，研究结果刊登在顶级科研期刊 *PNAS*：通过应用 NR 治疗 AD 小鼠模型 5 个月，小鼠脑内 NAD+ 水平升高，促炎细胞因子表达降低，小胶质细胞和星形胶质细胞的激活减少；NR 治疗还可以降低 AD 小鼠脑内 NLRP3 炎症小体表达、DNA 损伤、细胞凋亡和细胞衰老 [82]。

（2）脑出血

脑出血（intracerebral hemorrhage，ICH），ICH 是脑卒中的一种，在人群中的病发率和死亡率均较高，存活下来的患者往往有严重的神经损伤。ICH 损伤可分为两个阶段，首先血肿形成对邻近组织造成机械损伤，然后血肿引起病理改变造成继发性损伤[83]。

ICH 小鼠模型的研究表明，在 ICH 发作 30 分钟给予尾静脉注射 NMN，2 小时和 6 小时后，NAD+ 水平升高，并对肌肉萎缩性侧索硬化症和脑缺血性中风具有保护作用。此外，NMN 治疗虽然不能降低血肿体积和血红蛋白含量，但可以明显减轻脑出血区脑水肿、脑细胞死亡、神经炎症、氧化应激、细胞间黏附分子 –1 表达、小胶质细胞活化和中性粒细胞浸润，表明 NMN 具有治疗 ICH 的潜能[84]。

此外，以胶原酶诱导的小鼠为模型，研究 NMN 对大脑中动脉闭塞（middle cerebral artery occlusion，MCAO）模型脑梗死出血性转化的保护作用。研究发现，NMN 给药组对小鼠出血量及血肿体积无明显影响，对神经功能有显著的恢复作用，对脑水肿、炎症因子、体重和细胞凋亡均有显著改善作用[85]。因此，NMN 在胶原酶诱导的脑出血模型中有着积极作用。

（3）助力脑梗死的康复

上海交通大学研究团队利用脑梗死小鼠模型，发现升高 NAD+ 具有保护小鼠神经细胞线粒体功能，通过减少 ROS 生成，从而缓解神经炎症。NAD+ 治疗的脑梗小鼠，认知水平得到改善。通过补充 NMN 等前体物质提升 NAD+ 水平，已经在许多神经退行性疾病模型上显示出抗炎、抗氧化的效果，或可用于治疗血管性痴呆，改善脑梗死后患者的生活质量[86]。

▶ 5. NAD+ 与心血管疾病

（1）预防心血管疾病

心房颤动、缺血再灌注损伤、心力衰竭等多种心脏疾病与衰老伴行的 NAD+ 减少密切相关。NMN 作为一种补充 NAD+ 的前体物质，已经在大量临床前研究中展现出了延缓衰老和心脏保护能力，且没有明显的副作用，故 NAD$^+$ 前体具有延缓心脏衰老，提升心血管健康水平的潜力[87]。

2021 年，常年蝉联心血管病学期刊排名榜首的 *Circulation* 杂志刊登综述文章，论述 NAD$^+$ 代谢与心脏的健康、衰老和疾病的关系，认可 NMN 具备助益心脏的效果。目前，在动物体内，NMN 等 NAD$^+$ 前体可治疗动脉粥样硬化、缺血性、糖尿病性、致心律失常性、肥厚型或扩张型心肌病，以及不同形式的心力衰竭[88]。来自复旦大学的葛均波院士以国际权威视角在科研期刊 *Genes & Diseases* 回顾了 NAD$^+$ 在心血管疾病中的角色，并且全面评估了靶向 NAD$^+$ 治疗策略在治疗和预防心血管疾病方面的潜力和前景，并指出：NMN 等 NAD$^+$ 补充剂能够通过多种分子通路延缓衰老，进而对心血管疾病这一典型的衰老相关疾病的发生和恶化发挥干预作用[89]。

此外，衰老研究专家 Reza Badalzadeh 教授发现 NMN 对于老年大鼠的心脏具有极强的保护功能，而且如果搭配常见药物褪黑素联合使用，NMN 的这种保护能力将会得到一种 1+1>2 的增强功效，故证实复方 NMN 具有保护衰老心脏的功效[90]。

（2）防治老年心衰

舒张性心衰作为老年人心力衰竭最常见的一种表现形式，由于发病率高，且缺乏有效的治疗手段，被认为是一种典型的衰老相关绝症。为了攻克这一难题，Joseph Hill 教授和 Eric Verdin 教授等多位国际权威学者展开合作，发现 NMN 类物质可能成为攻克心力衰竭的希望[91]。

2021 年国际权威科研期刊 *Nature* 的心血管病子刊，邀请数名心血管病领域专家，共同探讨总结 NAD$^+$ 治疗老年相关心力衰竭的重要意义并认为：通过补充 NMN 等前体促进 NAD$^+$ 代谢可能成为射血分数正常心力衰竭（heart failure with preserved ejection fraction，HFpEF）患者的首个循证疗法，有望减少老年人因心血管疾病的住院次数，降低心源性死亡风险 [92]。

▶ 6. NAD+ 与生殖系统疾病

（1）挽救卵巢功能

女性生殖衰老的根源在于卵巢衰老，卵巢衰老主要表现为卵母细胞质量下降，近来的研究指出随着年龄增加，卵母细胞质量下降与线粒体功能障碍密切相关。

NMN 等 NAD+ 前体可以有效改善线粒体功能，江苏大学科研团队使用 NMN 饲喂老年小鼠，20 周后发现小鼠卵巢颗粒细胞线粒体功能明显提高，卵巢内各级卵泡与黄体数量显著增加，老年雌鼠的发情周期及内分泌功能也得到了改善 [93]。通过非侵入型多光谱成像技术准确识别年轻卵母细胞，将它们与衰老卵母细胞鉴别开来。澳大利亚南新威尔士大学研究者们在 12 月龄的老年鼠饮水中加入 NMN，喂养 4 周后，检查发现 85% 的卵母细胞恢复了年轻卵母细胞的自发荧光特征，几乎可与 4 ~ 5 月龄的对照组年轻小鼠相媲美，验证了 NMN 对抗女性生殖衰老的强大效力 [94]。同样，来自南京农业大学的研究团队证实，NMN 对于 NAD+ 的补充和线粒体修复能力，能够保护卵母细胞免受多种环境毒素的影响，从而大幅延缓女性的生殖衰老 [95]。因此，目前结果表明长期使用 NMN 可能提升卵巢储备能力，延缓女性卵巢衰老。

多囊卵巢综合征（polycystic ovarian syndrome，PCOS）普遍高发，日趋成为困扰广大年轻育龄女性的难题。患上这种疾病的女性主要表现为卵巢早衰、排卵功能障碍、胰岛素抵抗、雄激素过多、卵巢多囊改变和不孕等症状。尽管患病人数越来越多，PCOS 背后的发病机制仍待阐述。研究发现：PCOS 患者颗粒细胞中 NAD+ 水平显著降低，而通过补充 NMN 等 NAD+ 前体补剂后，患者的病情得到缓解，因此，NMN

或能让受 PCOS 困扰的不孕家庭重燃希望[96]。

（2）提升男性生殖能力

俄罗斯研究者通过对不育男性和健康男性志愿者进行研究，发现不育男性相较生殖功能正常男性而言，其精液中 NAD/NADH 比值显著下降，这一现象在因少精症造成不育的男性中尤为明显。因此，补充 NMN 可否帮助不育男性圆父亲梦，是接下来需要进一步探索的方向[97]。

▶ **7. NAD⁺ 与肿瘤**

（1）NAD⁺ 与肿瘤代谢

癌细胞即使在有限的营养和其他不利条件下，也通过代谢重编程来维持其自身的高增殖率和高生物产能。与非癌细胞相比，癌细胞中拥有更高的 NAD⁺/NADH 和 NADP⁺/NADPH 比值，这表明 NAD⁺ 在肿瘤细胞代谢转换中扮演着重要的角色[98]。线粒体功能正常时，恶性细胞也会产生一种假缺氧状态，从进行线粒体氧化磷酸化（oxidative phosphorylation，OXPHOS）转变为利用糖酵解途径，这种现象称为 Warburg 效应[99,100]。

由于与基质细胞共享的营养有限，糖酵解快速的能量产生为肿瘤细胞提供了一种竞争优势。此外，由于糖酵解分泌乳酸（最终的糖酵解产物）而导致肿瘤微环境酸化，有助于癌细胞侵袭和免疫抑制[99]。由于糖酵解的甘油醛 -3- 磷酸脱氢酶（glyceraldehyde-3-phosphate dehydrogenase，GAPDH）转化和乳酸生成依赖于 NAD⁺，因此，必须增加 NAD⁺ 的水平以支持肿瘤细胞高糖酵解需求[101,102]。

由上可知，癌症的主要代谢途径，包括磷酸戊糖途径（pentose phosphate pathway，PPP）、丝氨酸和脂肪酸的生物合成，均来自糖酵解途径。Warburg 效应是癌症代谢的驱动因素，其中葡萄糖是燃料，NAD⁺ 是引发剂。

（2）NAD+ 与肿瘤干细胞

肿瘤具有高度异质性，因此，肿瘤中不同的癌细胞亚群分等级排列。在这个等级的顶端，有一个小的亚群，被称为癌症干细胞（cancer stem cells，CSCs）或肿瘤起始细胞（tumor initiating cells，TICs），它们不仅对肿瘤的起始和进展至关重要，而且影响了肿瘤治疗的耐药及转移复发[103]。

已有研究表明，NAD+ 合成酶 NAMPT 可以激活 Oct4，Sox2，Klf4 和 c-Myc (OSKM) 因子，促进干性和去分化并使肿瘤细胞获得 CSC 表型。从机制上讲，NAMPT 还可以通过衰老相关的分泌表型以旁分泌的方式调节干性。此外，通过激活 NAMPT，SIRT1 参与调控多种干性信号因子，如肿瘤抑制因子 Hippo 通路[104]、c-Myc 介导的 OCT4[105]、Notch 通路中的 NICD，以及 Hedgehog 通路中的 Gli1 和 Gli2[106]。在细胞重编程过程中，SIRT1 对于基因组的稳定性和端粒的延伸也必不可少[107]。

比较胶质瘤肿瘤细胞和基质细胞转录组，发现 3 种不同的转录组群。与神经系统的非肿瘤细胞相比，神经肿瘤细胞中 NAMPT 呈现过表达。NAMPT 的增加也伴随着 CSC 标志物的增加，如 CD133、CD44、serpin、Jun 或 ABCC3。此外，NAMPT 的表达与 DNMT1、DNMT3A/3B 和 TL3 呈负相关。这些数据表明，NAMPT 的增加和 NAD+ 水平的增加可能会增强细胞的恶性表型，导致较差的预后[108]。

（3）NAD+ 前体与肿瘤治疗

肿瘤免疫治疗在癌症治疗中具有独特优势，受到越来越多研究机构和制药企业的青睐。肿瘤免疫治疗是通过主动或被动方式使机体产生肿瘤特异性免疫应答，发挥其抑制和杀伤肿瘤功能的治疗方法。免疫检查点是对控制免疫反应持续时间和幅度至关重要的抑制途径，肿瘤可以利用这些途径抵抗免疫作用。检查点抑制剂药物具有干扰肿瘤抵抗免疫机制的能力，增强人体对肿瘤细胞的免疫应答。

免疫检查点抑制剂（immune checkpoint blockade, ICB）包括第一代的抗 CTLA-4 抗体、第二代的抗 PD-1 抗体和抗 PD-L1 抗体。第二代 ICB 比第一代 ICB 的选择性和安全性更高。

在人的恶性肿瘤中，NAMPT 和 NAD⁺ 的生物合成往往被上调，它们在肿瘤起始、进展和转移中发挥重要功能[109~112]。然而，NAMPT 介导的 NAD⁺ 代谢在调节肿瘤免疫逃逸中发挥的功能却鲜为人知。一些 NAMPT 的小分子抑制剂——FK866 和 GMX1778，在临床前肿瘤模型中通过清除胞内 NAD⁺ 水平展现出抗肿瘤活性，从而被纳入临床试验[113~115]。不幸的是，只有低表达 NAMPT 的肿瘤可能对 NAMPT 抑制剂敏感，在此类肿瘤中，NAMPT 抑制剂使 NAD⁺ 水平降到一个细胞存活所必需的阈值[116~119]。因此，有必要为具有高 NAD⁺ 代谢的恶性肿瘤寻找新的、精准的治疗策略。

来自海军军医大学的王红阳院士团队研究发现：NAD⁺ 前体 NMN 结合 ICB 抗 PD-L1 抗体可以为免疫治疗耐受的肿瘤增强免疫治疗的疗效。在多种肿瘤中，NAMPT 驱动 IFNγ 诱导的 PD-L1 表达，并以依赖 CD8⁺T 细胞的方式调控肿瘤免疫逃逸。重要的是，高表达 NAMPT 的肿瘤对抗 PD-L1 抗体治疗更为敏感，同时补充 NAD⁺ 增强了免疫治疗耐受肿瘤对抗 PD-L1 抗体治疗的疗效。因此，一种 NAD⁺ 代谢依赖的表观遗传机制有助于肿瘤免疫逃逸，而补充 NAD⁺ 前体 NMN 结合抗 PD-L1 抗体可以为免疫治疗耐受的肿瘤提供一种有前景的治疗策略[120]。

无独有偶，上海科技大学的研究者们也发现：若在接受抗肿瘤免疫治疗的同时，补充如 NMN 的非处方 NAD⁺ 前体补充剂，或可让免疫疗法"如虎添翼"，使机体内 T 细胞杀伤肿瘤的功能得到增强[121]。

（4）NAD⁺ 前体与化疗

化疗是化学药物治疗的简称，通过使用化学治疗药物杀灭癌细胞达到治疗目的。化疗是目前治疗癌症最有效的手段之一。对于接受化疗药物治疗的肿瘤患者，化疗药物为细胞毒药物，往往会出现一些毒副作用困扰肿瘤患者。研究发现，NMN 或可减轻化疗药物副作用。

2021 年 3 月，由梅奥诊所开展的研究提出进一步支持 NMN 辅助抗癌的结论：通过补充 NMN 提升 NAD+ 可以安全地预防化疗药物顺铂引发的神经损伤、认知障碍，提升癌症幸存者的生活质量[122]。此外，2021 年 6 月，中山大学开展的研究也证实：补充 NMN 可能是减轻化疗药物顺铂诱发耳毒性的有效方法[123]。来自华西医院的科研团队同样证实，NMN 可通过抑制炎症激活、减轻氧化应激、抑制细胞凋亡等机制，减轻蒽环类化疗药物的心脏毒性，为受其困扰的癌症患者觅得一线生机[124]。

这些研究重新引发研究者的思考，NMN 可能一直被"错怪了"。NMN 对于肿瘤患者而言究竟是敌是友，仍有待更多研究的检验。

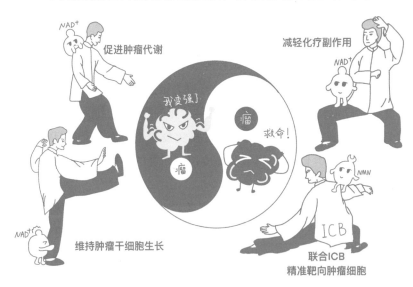

图 5-7 NAD+ 与肿瘤之间的辩证关系

▶ 8. NAD⁺ 与新冠肺炎

新型冠状病毒肺炎（简称"新冠肺炎"），根据 Worldometer 实时统计数据，截至北京时间 2022 年 5 月 29 日 6 时 30 分左右，全球累计确诊新冠肺炎病例 531101352 例，累计死亡病例 6310194 例。自新冠肺炎流行以来，严重影响着包括中国在内的全世界人民的生活和健康。对于新冠肺炎的治疗，目前并没有特效药；此外，重症患者的并发症也是困扰医生和患者的难题。那么，NAD^+ 是否可以助新冠肺炎治疗一臂之力呢？

首先，由哈佛大学医学院主导的病例对照研究发现 NMN 可以改善新冠并发的肾损伤，该研究发表于肾脏病学领域顶尖期刊 *Kidney International Reports* 上。研究通过分析新冠患者尿液代谢组学发现：发生了急性肾损伤（acute Kidney injury，AKI）的新冠肺炎患者，其尿液中包括 NMN 在内的 NAD^+ 生物合成相关代谢物显著低于未发生 AKI 的患者。这与缺血性、炎症性或中毒性肾损伤背景下出现 NAD^+ 生物合成损伤一致，因此，通过利用 NMN 等前体补充 NAD^+ 也许能成为新冠肺炎并发肾损伤的解救之法[125]。

NMN 领域著名学者大卫·辛克莱近期在 *Cell* 子刊发表 NAD^+ 与新型冠状病毒综述文章，指出老年人和患有糖尿病、心血管疾病的患者组织器官中 NAD^+ 浓度降低，这可能是导致此类人群更容易发生新冠肺炎重症的原因。包括冠状病毒在内的多种病毒感染都会进一步消耗体内 NAD^+ 储备，而许多 NAD^+ 依赖性酶，如 Sirtuins、PARP 家族都显示出有效抗病毒活性。NAD^+ 还可在小鼠和人类体内发挥抗炎作用，避免发生重症新冠肺炎致命的细胞因子风暴。因此，可将 NAD^+ 前体如 NMN 作为病毒感染期间抗感染、抗炎的新兴免疫调节剂，可能成为新冠肺炎有希望的治疗靶点[126]。

值得关注的是，2021 年 2 月，瑞士皇家理工学院和英国伦敦国王学院等多家顶级学术机构，共同宣布 NMN 类物质烟酰胺核糖的全球首个大型人体 3 期临床试验结果。数据显示，由 NAD⁺ 前体和数种其他物质组成的鸡尾酒疗法，将新冠肺炎患者的康复速度提升 40%，绝大多数接受 NAD⁺ 治疗的新冠肺炎患者，只需 5 天即可康复出院[127]。

▶ 9. NAD⁺ 前体（以 NMN 为例）的使用

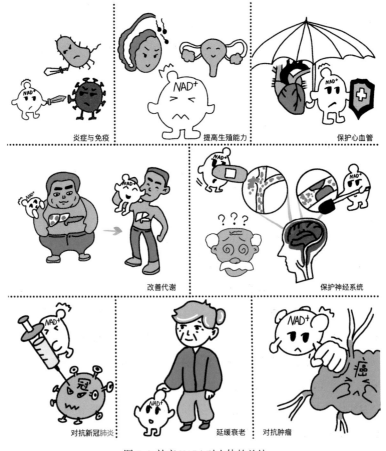

图 5-8 补充 NAD⁺ 对人体的益处

（1）用法用量

每个人对 NMN 的需要量存在差异，虽然年龄越大，NMN 流失越多，有研究认为 30 岁以上每天补充 NMN（按照年龄 /10×150mg）。但年龄只是一个参考，20 岁左右的人因压力、熬夜等原因导致 NMN 也可能流失很多；同样是 40 岁的人，如果身体特别好可能只需要大约 100mg 便足够，身体状况较差的人可能需要 400 ~ 500mg。

2016 年，华盛顿大学医学院 NMN 研究团队，对小鼠进行了口服 NMN 的长期实验：小鼠以 100mg/kg/ 天的剂量长期口服，换算成人类的剂量为 8mg/kg/ 天，如果一个成年人体重 65kg，相当于每天服用量最高 520mg；2020 年的 NMN 临床研究也得出"单次口服 500mgNMN 是安全的"，建议 NMN 的最高服用上限为每天 500mg，目前市面上 NMN 的产品大多建议服用量在 250 ~ 500mg 之间，具体可以根据产品说明来服用。

此外，服用 NMN 时应循序渐进，若一开始服用大剂量 NMN，有些服用者可能出现比较激烈的应激反应，应从少量开始，然后根据个人体感来调整服用剂量。

（2）注意事项

相较 NAM 和 NR，NMN 是目前应用最为广泛的 NAD+ 前体之一。市面上的 NMN 良莠不齐，是困扰大多消费者的一个难题，结合国际上《NMN 质量管理国际十大核心标准》的要求，以下几点可以作为消费者在购买 NMN 过程中的重要参考依据。

1）由于 NAD+ 前体这几个名词看起来相似，经常被人拿来混淆外行视听，故使用之前应该确认产品的有效成分是否为 NMN。

2）NMN 的含量应该都有明确的标识，在购买 NMN 产品时应确认有效成分的纯度含量，不建议选择没有明确标出或只有大概含量的 NMN 产品。

3）检查产品是否经过安全性检测，达到质检标准。

4）当前生产 NMN 的主流工艺有化学合成法、发酵法、酶定向工艺、生物酶催化技术等。生物酶法是目前唯一指定的 NMN 生产方式，具有提取效率高，质量和纯度高的特点。购买 NMN 产品时，应查看 NMN 产品的技术工艺。

5）需要注意，NMN 的安全服用量指的是单纯 NMN 的含量，如果服用复合配方，如有的产品将 NMN 和 NA、NAM、NR 等其他 NAD^+ 前体混用，应该留意其每个成分的含量：一是 NMN 含量相应降低，二是大量服用 NA 和 NAM 会有一定的副作用，特别是 NA 日常补充量要控制在 30mg 以内，否则就可能产生皮肤发红、肝脏中毒等不良反应。

6）NMN 是一种膳食补充剂，进入中国的时间较短，故整个 NMN 市场并不成熟，目前不可以用于疾病的治疗，也不可以替代药物的作用，有些注意事项和禁忌还不为人所知。以下人群应注意：

A. 孕妇：NMN 具有促育的作用，目前没有发现任何对胎儿不利的风险，但是怀孕之后最好不要吃 NMN。

B. 癌症患者不建议吃：NAD^+ 被学术界认为能够促进癌细胞的分化、浸润、抗凋亡等能力，故癌症患者使用 NMN，极有可能会加速病情的恶化；事实上，NAD^+ 水平下降导致的 DNA 损伤与免疫功能衰退才是癌症的关键诱因，而减缓机体的衰老速率本身在一定程度上就能够预防肿瘤的产生。总体来讲，至少从理论和动物实验的角度来讲，NMN 对细胞组织的保护能力是非常优秀的，但是由于这种保护能力不分敌我，鉴于 NAD^+ 前体对于肿瘤的作用具有较大的争议，目前不推荐癌症患者贸然使用 NMN。

C.30 岁以下的人群没有必要服用：30 岁是很多人生理上的分水岭，服用 NMN 可以预防身体老化，推迟更年期的到来。人体内 NAD^+ 的含量在 25 岁之前都处于正常水平，随着年龄的增大而减少。因此青少年完全没有必要吃 NMN。

D. 高尿酸患者需要在医生指导下服用：服用 NMN 初期会增加尿酸指标，加重痛风导致的关节炎问题。因此需要将尿酸降低到正常指标才可以服用。

E. 如果上火需要停服或者减服：NMN 进入人体细胞，一部分生成 NAM 之后才会转化成 NMN；另一部分变成促炎因子，当能量无处释放的时候可出现发炎上火等症状。NMN 上火实际是 NMN 转化效率降低造成的，此时需要增加运动。

综上所述，NAD^+ 代谢是生物化学反应的重要组成部分，是各种生理过程之间的桥梁。在衰老过程中，NAD^+ 生物合成的减弱和 NAD^+ 消耗的加速会导致多个组织的功能障碍，降低的 NAD^+ 水平会干扰许多生化过程，NAD^+ 耗竭导致线粒体功能障碍、能量生成下降和 ROS 累积，产生高水平氧化应激，从而诱发各种疾病。相反，通过给予 NAD^+ 前体治疗及结合其他形式的能量消耗，如运动、热量限制、禁食和低糖，可以通过不同的途径上调 NAD^+ 水平来抵消或减轻与年龄相关的疾病表现。然而，目前 NAD^+ 前体在人类中的应用还停留在保健阶段，对于是否能够作为药物用于疾病的临床治疗，目前大部分研究还处于临床试验阶段。值得注意的是，近年来的研究发现细胞内 NAD^+ 池的增加与肿瘤发生具有密切关系。因此，在后续的研究中还需进一步辩证 NAD^+、衰老与肿瘤之间的复杂关联，明确不同的个体、时空及微环境的异质性对 NAD^+ 代谢的影响，以期挖掘 NAD^+ 前体更多的药用价值并尽早为患者治疗方案提供新的的选项。

编写者：吕桂帅，杨文，吕洪伟

绘图： 林诗祺

参考文献

[1] Mehmel M, Jovanović N, Spitz U. Nicotinamide Riboside–The Current State of Research and Therapeutic Uses[J]. Nutrients, 2020, 12(6):1616.

[2] Farmer JA. Nicotinic acid: a new look at an old drug[J]. Curr Atheroscler Rep, 2009,11(2):87–92.

[3] Nikas IP, Paschou SA, Ryu HS, The Role of Nicotinamide in Cancer Chemoprevention and Therapy[J]. Biomolecules, 2020,10(3):477.

[4] Poddar SK, Sifat AE, Haque S, Nahid NA, Chowdhury S, Mehedi I. Nicotinamide Mononucleotide: Exploration of Diverse Therapeutic Applications of a Potential Molecule[J]. Biomolecules, 2019, 29(1):34.

[5] Jonathan Savitz. The kynurenine pathway: a finger in every pie[J]. Mol Psychiatry, 2020,25(1):131–147.

[6] Preiss J,Handler P. Biosynthesis of diphosphopyridine nucleotide. Identification of intermediates[J]. J Biol Chem,1958,233, 488–492.

[7] Yang Y,Sauve AA.NAD(+) metabolism: bioenergetics, signaling and manipulation for therapy[J]. Biochim Biophys Acta, 2016,1864, 1787–1800.

[8] Salter M, Beams RM, Critchley MA ,et al. Effects of tryptophan 2,3–dioxygenase inhibitors in the rat[J]. Adv Exp Med Biol,1991, 294, 281–288.

[9] Okabe K, Yaku K, Tobe K, et al. Implications of altered NAD metabolism in metabolic disorders[J]. J Biomed Sci ,2019,26:34.

[10] Yaku K, Okabe K, Nakagawa T. NAD metabolism: Implications in aging and longevity[J]. Ageing Res Rev,2018,47:1–17.

[11] Belenky P, Bogan KL, Brenner C. NAD+ metabolism in health and disease[J]. Trends biochemical Sci, 2007,32, 12–19.

[12] Verdin E. NAD(+) in aging, metabolism, and neurodegeneration[J]. Science, 2015,350, 1208–1213.

[13] Zha S, et al. PARP1 inhibitor (PJ34) improves the function of aging-induced endothelial progenitor cells by preserving intracellular NAD(+) levels and increasing SIRT1 activity[J]. Stem Cell Res Ther,2018,9, 224.

[14] Guarente L. Linking DNA damage, NAD(+)/SIRT1, and aging[J]. Cell Metab, 2014, 20, 706-707.

[15] Zhang Y, et al. Exogenous NAD(+) administration significantly protects against myocardial ischemia/reperfusion injury in rat model[J]. Am J Transl Res, 2016,8, 3342-3350.

[16] Meilin Hu, Liangyu Xing, Li Zhang, et al. NAP1L2 drives mesenchymal stem cell senescence and suppresses osteogenic differentiation[J].Aging Cell, 2022,21(2):e13551.

[17] Molofsky AV, et al. Increasing p16INK4a expression decreases forebrain progenitors and neurogenesis during ageing[J]. Nature, 2006, 443, 448-452.

[18] Gruber R, et al. Fracture healing in the elderly patient[J]. Exp Gerontol, 2006,41, 1080-1093.

[19] Conboy IM, Rando TA. Heterochronic parabiosis for the study of the effects of aging on stem cells and their niches[J]. Cell Cycle,2012, 11, 2260-2267.

[20] Lopez-Otin C, et al. The hallmarks of aging[J]. Cell,2013, 153, 1194-1217.

[21] Bonkowski MS, Sinclair DA. Slowing ageing by design: the rise of NAD+ and sirtuin-activating compounds[J]. Nat Rev Mol Cell Biol, 2016,17(11):679-690.

[22] Kanfi Y, et al. The sirtuin SIRT6 regulates lifespan in male mice[J]. Nature, 2012, 483, 218-221.

[23] Canto C, et al. The NAD(+) precursor nicotinamide riboside enhances oxidative metabolism and protects against high-fat diet-induced obesity[J]. Cell Metab, 2012,15, 838-847.

[24] Yoshino M, Yoshino J, Kayser BD, et al. Nicotinamide mononucleotide increases muscle insulin sensitivity in prediabetic women[J]. Science, 2021,372(6547):12241229.

[25] Oishi Y,Manabe I. Macrophages in age-related chronic inflammatory diseases[J]. NPJ Aging Mech Dis, 2016,2, 16018.

[26] van Beek, AA, Van den Bossche,et al. Metabolic alterations in aging macrophages: ingredients for inflammaging? [J]. Trends Immunol, 2019,40, 113-127 .

[27] Van Gool F, et al. Intracellular NAD levels regulate tumor necrosis factor protein synthesis in a sirtuin-dependent manner[J]. Nat Med, 2009,15, 206-210.

[28] Venter G, et al. NAMPT-mediated salvage synthesis of NAD+ controls morphofunctional changes of macrophages[J]. PLoS ONE, 2014,9, e97378.

[29] Covarrubias AJ, et al. Senescent cells promote tissue NAD+ decline during ageing via the activation of CD38+macrophages[J]. Nat Metab, 2020,2,1265-1283.

[30] Chini CCS, et al. CD38 ecto-enzyme in immune cells is induced during aging and regulates NAD+ and NMN levels[J]. Nat Metab,2020,2, 1284-1304 .

[31] Sun Mi Hong, A-Yeon Lee, Sung-Min Hwang, et al. NAMPT mitigates colitis severity by supporting redox-sensitive activation of phagocytosis in inflammatory macrophages[J]. Redox Biol, 2022,50:102237.

[32] Jing Liu, Zhaoyun Zong, Wenhao Zhang, et al. Nicotinamide Mononucleotide Alleviates LPS-Induced Inflammation and Oxidative Stress via Decreasing COX-2 Expression in Macrophages[J]. Front Mol Biosci, 2021 , 6;8:702107.

[33] Tullius SG, et al. NAD protects against EAE by regulating CD4 T-cell differentiation[J]. Nat Commun,2014,5, 5101 .

[34] Fagnoni FF, et al. Expansion of cytotoxic CD8+ CD28- T cells in healthy ageing people, including centenarians[J]. Immunology,1996, 88, 501-507.

[35] Weng NP, Akbar AN, Goronzy J. CD28- T cells: their role in the age-associated decline of immune function[J]. Trends Immunol,2009, 30, 306-312.

[36] Jeng MY, et al. Metabolic reprogramming of human CD8 memory T cells through loss of SIRT1[J]. J Exp Med,2018, 215, 51-62 .

[37] Campisi J, Kapahi P, Lithgow GJ, et al. From discoveries in ageing research to therapeutics for healthy ageing[J]. Nature, 2019,571(7764):183-192.

[38] Malavasi F, Deaglio S, Funaro A, et al. Evolution and function of the ADP ribosyl cyclase/CD38 gene family in physiology and pathology[J]. Physiol Rev, 2008,88(3):841-86.

[39] Camacho-Pereira J, Tarrago MG, Chini CCS, et al. CD38 dictates age-related NAD decline and mitochondrial dysfunction through an SIRT3-dependent mechanism[J]. Cell Metab,2016,23(6):1127-39.

[40] Tarrago MG, Chini CCS, Kanamori KS, et al. A potent and specific CD38 inhibitor ameliorates age-related metabolic dysfunction by reversing tissue NAD (+) decline[J]. Cell Metab,2018,27(5):1081-95 e10.

[41] Canto C, Houtkooper RH, Pirinen E, et al. The NAD (+) precursor nicotinamide riboside enhances oxidative metabolism and protects against high-fat diet-induced obesity[J]. Cell Metab, 2012,15(6):838-47.

[42] Yoshino J, Mills KF, Yoon MJ,et al. Nicotinamide mononucleotide, a key NAD (+) intermediate, treats the pathophysiology of diet- and age-induced diabetes in mice[J]. Cell Metab, 2011,14(4):528-36.

[43] Mills K F, et al. Long-term administration of nicotinamide mononucleotide mitigates age-associated physiological decline in mice[J]. Cell Metab, 2016,24, 795-806.

[44] Yasuda I, Hasegawa K, Sakamaki Y, et al. Pre-emptive Short-term Nicotinamide Mononucleotide Treatment in a Mouse Model of Diabetic Nephropathy[J].J Am Soc Nephrol, 2021,32(6):1355-1370.

[45] Mitchell SJ, Bernier M, Aon MA, et al. Nicotinamide improves aspects of Healthspan, but not lifespan, in mice[J]. Cell Metab, 2018,27(3):667-76 e4.

[46] Shima K, Zhu M, Kuwajima M. A role of nicotinamide-induced increase in pancreatic beta-cell mass on blood glucose control after discontinuation of the treatment in partially pancreatectomized OLETF rats[J]. Diabetes Res Clin Pract,1998,41(1):1-8.

[47] Schein PS, Cooney DA, Vernon ML. The use of nicotinamide to modify the

toxicity of streptozotocin diabetes without loss of antitumor activity[J]. Cancer Res, 1967,27(12):2324-32.

[48] Olmos PR, Hodgson MI, Maiz A, et al. Nicotinamide protected first-phase insulin response (FPIR) and prevented clinical disease in first-degree relatives of type-1 diabetics[J]. Diabetes Res Clin Pract, 2006,71(3):320-33.

[49] Cabrera-Rode E, Molina G, Arranz C, et al. Effect of standard nicotinamide in the prevention of type 1 diabetes in first degree relatives of persons with type 1 diabetes[J]. Autoimmunity, 2006,39(4):333-40.

[50] Moynihan KA, Grimm AA, Plueger MM, et al. Increased dosage of mammalian Sir2 in pancreatic beta cells enhances glucose-stimulated insulin secretion in mice[J]. Cell Metab, 2005,2(2):105-17.

[51] Masaki I, Masaomi M, Yoshiko NN, et al. Chronic nicotinamide mononucleotide supplementation elevates blood nicotinamide adenine dinucleotide levels and alters muscle motility in healthy old men[J]. Nature Portfolio, 2021. Retrieved from https://doi.org/10.21203/rs.3.rs-455083/v1.

[52] Sasaki T, Kikuchi O, Shimpuku M, et al. Hypothalamic SIRT1 prevents age-associated weight gain by improving leptin sensitivity in mice[J]. Diabetologia, 2014, 57(4):819-31.

[53] Gaddipati R, Sasikala M, Padaki N, et al. Visceral adipose tissue visfatin in nonalcoholic fatty liver disease[J]. Ann Hepatol, 2010,9(3):266-70.

[54] Yoshino J, Baur JA, Imai SI. NAD(+) Intermediates: The Biology and Therapeutic Potential of NMN and NR[J]. Cell Metab, 2018 ,27(3):513-528.

[55] Barbosa MTP, et al. The enzyme CD38 (a NA glycohydrolase, EC 3.2.2.5) is necessary for the development of diet-induced obesity[J]. FASEB J,2007, 21, 3629-3639.

[56] Sz á nt ó M, Bai P. The role of ADP-ribose metabolism in metabolic regulation, adipose tissue differentiation, and metabolism[J]. Genes Dev,2020, 34, 321-340.

[57] Shi W, Hegeman MA, van Dartel DAM, et al. Effects of a wide range of dietary

nicotinamide riboside (NR) concentrations on metabolic flexibility and white adipose tissue (WAT) of mice fed a mildly obesogenic diet[J]. Mol Nutr Food Res, 2017,61(8):1600878.

[58] Taichi Nagahisa, Shintaro Yamaguchi, Shotaro Kosugi, et al. Intestinal epithelial NAD+ biosynthesis regulates GLP-1 production and postprandial glucose metabolism in mice[J]. Endocrinology,2022, 163(4): bqac023.

[59] Dollerup OL, et al. Effects of nicotinamide riboside on endocrine pancreatic function and incretin hormones in nondiabetic men with obesity[J]. J Clin Endocrinol Metab,2019(104):5703-5714.

[60] Remie CME, et al. Nicotinamide riboside supplementation alters body composition and skeletal muscle acetylcarnitine concentrations in healthy obese humans[J]. Am J Clin Nutr,2020,112(2):413-426.

[61] Stefan N, Haring HU, Cusi K. Non-alcoholic fatty liver disease: causes, diagnosis, cardiometabolic consequences, and treatment strategies[J]. Lancet Diabetes Endocrinol, 2019 ,7(4):313-324.

[62] Zhou CC, Yang X, Hua X, et al. Hepatic NAD(+) deficiency as a therapeutic target for non-alcoholic fatty liver disease in ageing[J]. Br J Pharmacol,2016,173(15):2352-68.

[63] Li DJ, Sun SJ, Fu JT, et al. NAD(+)-boosting therapy alleviates nonalcoholic fatty liver disease via stimulating a novel exerkine Fndc5/irisin[J]. Theranostics, 2021,11(9):4381-4402.

[64] Satapati S, Kucejova B, Duarte JA, et al. Mitochondrial metabolism mediates oxidative stress and inflammation in fatty liver[J]. J Clin Invest,2015,125(12):4447-62.

[65] Kendrick AA, Choudhury M, Rahman SM, et al. Fatty liver is associated with reduced SIRT3 activity and mitochondrial protein hyperacetylation[J]. Biochem J, 2011,433(3):505-14.

[66] Hirschey MD, Shimazu T, Goetzman E, et al. SIRT3 regulates mitochondrial fatty-acid oxidation by reversible enzyme deacetylation[J]. Nature,2010,464(7285):121-5.

[67] Min HK, Kapoor A, Fuchs M, et al. Increased hepatic synthesis and dysregulation

of cholesterol metabolism is associated with the severity of nonalcoholic fatty liver disease[J]. Cell Metab,2012,15(5):665-74.

[68] Xu F, Gao Z, Zhang J, et al. Lack of SIRT1 (mammalian Sirtuin 1) activity leads to liver steatosis in the SIRT1+/− mice: a role of lipid mobilization and inflammation[J]. Endocrinology,2010,151(6):2504-14.

[69] Li Y, Wong K, Giles A, et al. Hepatic SIRT1 attenuates hepatic steatosis and controls energy balance in mice by inducing fibroblast growth factor 21[J]. Gastroenterology, 2014,146(2):539-49 e7.

[70] Pfluger PT, Herranz D, Velasco-Miguel S, et al. Sirt1 protects against high-fat diet-induced metabolic damage[J]. Proc Natl Acad Sci USA, 2008,105(28):9793-8.

[71] Wang LF, Wang XN, Huang CC, et al. Inhibition of NAMPT aggravates high fat diet-induced hepatic steatosis in mice through regulating Sirt1/AMPKalpha/SREBP1 signaling pathway[J]. Lipids Health Dis, 2017,16(1):82.

[72] Morten Dall, Anna S Hassing, Lili Niu, et al. Hepatocyte-specific perturbation of NAD$^+$ biosynthetic pathways in mice induces reversible nonalcoholic steatohepatitis-like phenotypes[J]. J Biol Chem, 2021,297(6):101388.

[73] Lin Xu, Chenyan Yang, Jie Ma, et al. NAMPT-mediated NAD$^+$ biosynthesis suppresses activation of hepatic stellate cells and protects against CCl4-induced liver fibrosis in mice[J]. Hum Exp Toxicol, 2021,40(12_suppl):S666-S675.

[74] Fang EF, Scheibye-Knudsen M, Chua KF, et al. Nuclear DNA damage signalling to mitochondria in ageing[J]. Nature Reviews Molecular Cell Biology,2016,17(5):308.

[75] Sun N, Youle R J, Finkel T. The mitochondrial basis of aging. Molecular Cell,2016,61(5):654

[76] Ebeling MC, Polanco JR, Qu J, et al. Improving retinal mitochondrial function as a treatment for age-related macular degeneration[J]. Redox Biology,2020, 34:101552.

[77] Long AN, Owens K, Schlappal AE, et al. Effect of nicotinamide mononucleotide on

brain mitochondrial respiratory deficits in an Alzheimer's disease–relevant murine model[J]. BMC Neurology,2015, 15(1) :19.

[78] Hosseini L, Farokhi–Sisakht F, Badalzadeh R,et al. Nicotinamide mononucleotide and melatonin alleviate aging–induced cognitive impairment via modulation of mitochondrial function and apoptosis in the prefrontal cortex and hippocampus[J]. Neuroscience,2019,423:29.

[79] Ryoichi K, David M,Jing Y,et al. Beta amyloid–induced depression of hippocampal long–term potentiation is mediated through the amylin receptor[J]. J Neurosci, 2012,32(48) :17401.

[80] Yao Z,Yang W, Gao Z, et al. Nicotinamide mononucleotide inhibits JNK activation to reverse Alzheimer disease[J]. Neuroscience Letters,2017,647:133.

[81] Tarantini S, Valcarcel–Ares M N, Toth P,et al. Nicotinamide mononucleotide (NMN) supplementation rescues cerebromicrovascular endothelial function and neurovascular coupling responses and improves cognitive function in aged mice[J]. Redox Biology,2019,24: 101192.

[82] Yujun Hou, Yong Wei, Sofie Lautrup, et al. NAD$^+$ supplementation reduces neuroinflammation and cell senescence in a transgenic mouse model of Alzheimer's disease via cGAS–STING[J]. Proc Natl Acad Sci USA,2021,118(37):e2011226118.

[83] Zhou Y, Wang Y, Wang J,et al. Inflammation in intracerebral hemorrhage: from mechanisms to clinical translation[J]. Progress in Neurobiology,2014,115:25.

[84] Wei C, Kong Y,Li G,et al. Nicotinamide mononucleotide attenuates brain injury after intracerebral hemorrhage by activating Nrf2/HO–1 signaling pathway[J]. Scientific Reports,2017,7(1) :717.

[85] Shu L, Shen X,Zhao Y, et al. Mechanisms of transformation of nicotinamide mononucleotides to cerebral infarction hemorrhage based on MCAO model[J]. Saudi Journal of Biological Sciences,2020,27(3) :899.

[86] Yao Zhao, Jiawei Zhang, Yaling Zheng, et al. NAD$^+$ improves cognitive function and reduces neuroinflammation by ameliorating mitochondrial damage and

decreasing ROS production in chronic cerebral hypoperfusion models through Sirt1/PGC-1α pathway[J]. J Neuroinflammation, 2021,18(1):207.

[87] Zisong Wei, Hua Chai, Yan Chen, et al. Nicotinamide mononucleotide: An emerging nutraceutical against cardiac aging? [J]. Curr Opin Pharmacol, 2021,60:291-297.

[88] Mahmoud Abdellatif, Simon Sedej, Guido Kroemer. NAD+ Metabolism in Cardiac Health, Aging, and Disease[J]. Circulation,2021 ,144(22):1795-1817.

[89] Xiaokai Zhang, Yang Zhang, Aijun Sun,et al. The effects of nicotinamide adenine dinucleotide in cardiovascular diseases: Molecular mechanisms, roles and therapeutic potential[J]. Genes & Diseases, https://doi.org/10.1016/j.gendis.2021.04.001.

[90] Aida Jafari-Azad, Leila Hosseini, Mojgan Rajabi, et al. Nicotinamide mononucleotide and melatonin counteract myocardial ischemia-reperfusion injury by activating SIRT3/FOXO1 and reducing apoptosis in aged male rats[J]. Mol Biol Rep, 2021,48(4):3089-3096.

[91] Dan Tong, Gabriele G Schiattarella, Nan Jiang, Francisco Altamirano.et al. NAD+ Repletion Reverses Heart Failure With Preserved Ejection Fraction[J]. Circ Res. 2021 May 28;128(11):1629-1641.

[92] Andrew Robson. Restoration of NAD+ levels as a therapy for HFpEF. Nat Rev Cardiol, 2021 ,18(5):307.

[93] Pan Huang, Yan Zhou, Weihong Tang, et al. Long-term treatment of Nicotinamide mononucleotide improved age-related diminished ovary reserve through enhancing the mitophagy level of granulosa cells in mice[J]. J Nutr Biochem, 2022,101:108911.

[94] Jared M Campbell, Saabah B Mahbub, Michael J Bertoldo, et al. Multispectral autofluorescence characteristics of reproductive aging in old and young mouse oocytes[J]. Biogerontology, 2022 ,23(2):237-249.

[95] Yilong Miao, Xinyu Li, Xiaoyan Shi, et al. Nicotinamide Mononucleotide Restores

the Meiotic Competency of Porcine Oocytes Exposed to Ethylene Glycol Butyl Ether[J]. Front Cell Dev Biol, 2021,9:628580.

[96] Yujiao Wang, Qingling Yang, Huan Wang, et al. NAD+ deficiency and mitochondrial dysfunction in granulosa cells of women with polycystic ovary syndrome[J]. Biol Reprod, 2021,105(2):371-380.

[97] Shamil N Galimov, Julia Y Gromenko, Kirill V Bulygin, et al. The level of secondary messengers and the redox state of NAD$^+$/NADH are associated with sperm quality in infertility[J]. J Reprod Immunol,2021,148:103383.

[98] Moreira JD, et al. The redox status of cancer cells supports mechanisms behind the Warburg effect[J]. Metabolites, 2016, 6, 33.

[99] Liberti MV, Locasale JW. The warburg effect: how does it benefit cancer cells? [J]. Trends Biochem Sci, 2016,41, 211-218.

[100]Cantor JR, Sabatini DM. Cancer cell metabolism: one hallmark, many faces[J]. Cancer Discov, 2012, 2, 881-898.

[101]Yaku K, Okabe K, Hikosaka K et al. NAD metabolism in cancer therapeutics[J]. Front Oncol, 2018,8, 622.

[102]DeBerardinis RJ, Lum JJ, Hatzivassiliou G, et al. The biology of cancer: metabolic reprogramming fuels cell growth and proliferation[J]. Cell Metab, 2008,7, 11-20.

[103]Carnero A, et al. The cancer stem-cell signaling network and resistance to therapy[J]. Cancer Treat Rev, 2016,49, 25-36.

[104]Basu-Roy U, et al. Sox2 antagonizes the Hippo pathway to maintain stemness in cancer cells[J]. Nat Commun, 2015, 6, 6411.

[105]Mu WL, et al. Sox2 Deacetylation by Sirt1 Is Involved in Mouse Somatic Reprogramming[J]. Stem Cells, 2015,33, 2135-2147.

[106]O'Callaghan C, Vassilopoulos A. Sirtuins at the crossroads of stemness, aging, and cancer[J]. Aging Cell,2017,16, 1208-1218.

[107]Shin J, Kim J, Park, et al. Investigating the role of Sirtuins in cell reprogramming[J].BMB Rep, 2018,51, 500-507.

[108]Jung J,et al. Nicotinamide metabolism regulates glioblastoma stem cell maintenance[J]. JCI Insight, 2017,2, e90019.

[109]Lucena-Cacace A, Carnero A. Nicotinamide phosphoribosyltransferase: biology, role in cancer, and novel drug target[J]. Cancer Transl Med, 2018,4, 109-116.

[110]Lucena-Cacace A, et al. NAMPT is a potent oncogene in colon cancer progression that modulates cancer stem cell properties and resistance to therapy through Sirt1 and PARP[J]. Clin Cancer Res, 2018,24, 1202-1215.

[111]Lucena-Cacace A, et al. NAMPT overexpression induces cancer stemness and defines a novel tumor signature for glioma prognosis[J]. Oncotarget, 2017,8,99514-99530.

[112]Lucena-Cacace A, Jim é nez-Garc í a M,Verdugo-Sivianes E. Nicotinamide adenine dinucleotide+ metabolism biomarkers in malignant gliomas[J]. Cancer Transl Med, 2016, 2, 189.

[113]Lucena-Cacace A, Umeda M, Navas L E et al. NAMPT as a dedifferentiation-inducer gene: NAD$^+$ as core axis for glioma cancer stem-like cells maintenance[J]. Front Oncol,2019, 9, 292.

[114]Fletcher RS, Lavery GG. The emergence of the nicotinamide riboside kinases in the regulation of NAD$^+$ metabolism[J]. J Mol Endocrinol, 2018,61,R107-R121.

[115]Nakahata Y, et al. Circadian control of the NAD$^+$ salvage pathway by CLOCKSIRT1[J]. Science,2009,324, 654-657.

[116]Masri S. Sirtuin-dependent clock control: new advances in metabolism, aging and cancer[J]. Curr Opin Clin Nutr Metab Care, 2015,18, 521-527.

[117]Ramsey KM, et al. Circadian clock feedback cycle through NAMPT-mediated NAD$^+$ biosynthesis[J]. Science, 2009,324, 651-654.

[118]Rechsteiner M, Hillyard D, Olivera B M. Magnitude and significance of NAD turnover in human cell line D98/AH2[J]. Nature, 1976, 259, 695-696.

[119]van Roermund CW, et al. The membrane of peroxisomes in Saccharomyces cerevisiae is impermeable to NAD(H) and acetyl-CoA under in vivo conditions[J].

EMBO J, 1995, 14, 3480–3486.

[120] Lv H, Lv G, Chen C, et al. NAD$^+$ Metabolism Maintains Inducible PD–L1 Expression to Drive Tumor Immune Evasion[J]. Cell Metab, 2021 ,33(1):110–127.

[121] Yuetong Wang, Fei Wang, Lihua Wang, et al. NAD+ supplement potentiates tumor–killing function by rescuing defective TUB–mediated NAMPT transcription in tumor–infiltrated T cells[J]. Cell Rep, 2021,36(6):109516.

[122] Ki Hyun Yoo, Jason J Tang, Mohammad Abdur Rashid, et al. Nicotinamide Mononucleotide Prevents Cisplatin–Induced Cognitive Impairments[J]. Cancer Res,2021,81(13):3727–3737.

[123] Ting Zhan , Hao Xiong , Jiaqi Pang , et al. Modulation of NAD+ biosynthesis activates SIRT1 and resists cisplatin–induced ototoxicity[J]. Toxicol Lett,2021,349:115–123.

[124] Zisong Wei, Hua Chai, Yan Chen, et al. Nicotinamide mononucleotide: An emerging nutraceutical against cardiac aging? [J]. Curr Opin Pharmacol, 2021,60:291–297.

[125] Nathan H Raines, Matthew D Cheung, Landon S Wilson, et al. Nicotinamide Adenine Dinucleotide Biosynthetic Impairment and Urinary Metabolomic Alterations Observed in Hospitalized Adults With COVID–19–Related Acute Kidney Injury[J]. Kidney Int Rep,2021,6(12):3002–3013.

[126] Minyan Zheng, Michael B Schultz, David A Sinclair. NAD$^+$ in COVID–19 and viral infections[J]. Trends Immunol, 2022,43(4):283–295.

[127] Ozlem Altay, Muhammad Arif, Xiangyu Li, et al. Combined Metabolic Activators Accelerates Recovery in Mild–to–Moderate COVID–19[J]. Adv Sci (Weinh),2021,8(17):e2101222.

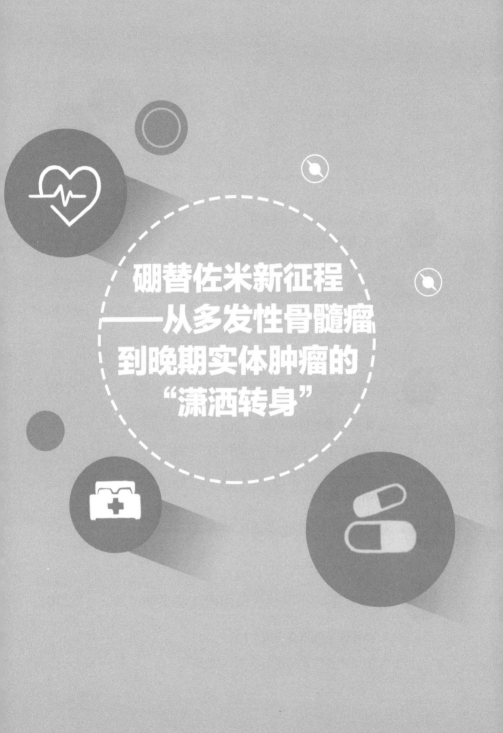

硼替佐米新征程
——从多发性骨髓瘤
到晚期实体肿瘤的
"潇洒转身"

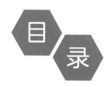

五 展望

导语 ➡

- 经典蛋白酶体抑制剂——硼替佐米在骨髓瘤的广泛应用和取得的良好临床反应吸引了很多人的目光，这类药物能否应用于更多类型肿瘤或者疾病成为大家愈发关注的问题。

- 本章介绍了泛素－蛋白酶体途径的概念、发现过程及与疾病的关系，重点介绍了蛋白酶体抑制剂类药物的研发历程和药物作用机制及临床使用情况。

- 希望本章内容能够让读者对硼替佐米这类药物有所了解。

经典蛋白酶体抑制剂的发展历程 📈

蛋白酶体具有重要功能，抑制蛋白酶体的活性可以作为一种疾病治疗方法。目前已经研发出两代蛋白酶体抑制剂，第一代硼替佐米在临床仍为主要使用的药物。

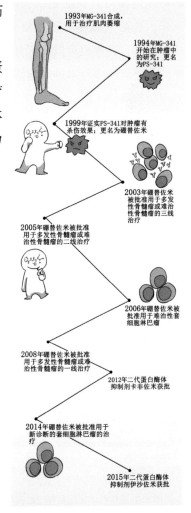

图 6-1 经典蛋白酶体抑制剂的发展史

一、经典蛋白酶体抑制剂——硼替佐米

▶ 1. 泛素－蛋白酶体途径概述

泛素是一种广泛存在于大多数真核细胞中的小分子蛋白，其主要功能是参与真核细胞中大部分蛋白质的降解。泛素分子就像标签一样，被贴上标签的蛋白质会被运送到细胞内的"垃圾处理厂"，并被降解。泛素也可以标记并除去细胞膜上的跨膜蛋白（如受体）。此外，泛素还参与多种细胞活动如 DNA 修复、信号转导、转录翻译、免疫应答等。

2004 年，以色列科学家阿龙·切哈诺沃（Aaron Ciechanover）、阿夫拉姆·赫什科（Avram Hershko）和美国科学家欧文·罗斯（Irwin Rose）因发现了泛素调节的蛋白质降解过程，共同获得诺贝尔化学奖。

作为一种桶状结构的大分子蛋白质复合物，蛋白酶体普遍存在于真核生物中，也同样存在于部分原核生物中。在真核生物中，蛋白酶体作为细胞核和细胞质中的"垃圾处理厂"，其主要作用是识别被多

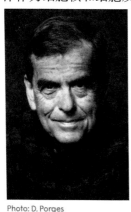

Photo: D. Porges
阿龙·切哈诺沃

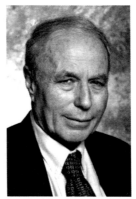

Photo: D. Porges
阿夫拉姆·赫什科

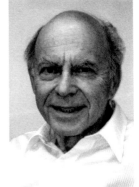

Photo from the Nobel Foundation archive.
欧文·罗斯

图 6-2 三位科学家因发现泛素调节的蛋白质降解过程获得 2004 年诺贝尔化学奖

聚泛素标记好的蛋白，来降解细胞不需要的或受到损伤的蛋白质。人体细胞中通常含有 3 万个蛋白酶体。能够发挥蛋白酶体降解蛋白质作用的酶被称为蛋白酶。

蛋白酶体密度梯度离心的沉降系数为 26S，故又被称为 26S 蛋白酶体（以下称为 26S）。26S 具有多种蛋白水解酶活性，能降解大多数蛋白质。在结构上，26S是一种桶状结构的大分子蛋白质复合物，由一个 20S 的核心颗粒（以下称为 20S）和两个 19S 调节颗粒（以下称为 19S）的亚复合物构成。19S 位于桶状结构的两端，主要功能是识别泛素化蛋白并使其去折叠，将展开的蛋白质底物转运至 20S 中进行降解。20S 为催化亚单位，

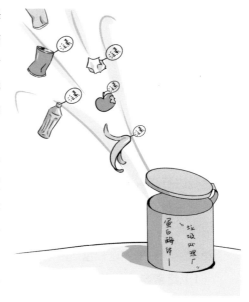

图 6-3 细胞中的"垃圾处理厂"——蛋白酶体

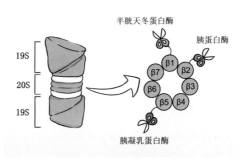

图 6-4 26S 蛋白酶体结构示意图

位于两个 19S 的中间，其活性部位处于桶状结构的内表面，可避免细胞环境的影响。20S 由 α 外环和 β 内环构成。β 内环是执行蛋白质降解的场所（图 6-4），其中 β1、β2 和 β5 亚基分别具有半胱天冬酶、胰蛋白酶、胰凝乳蛋白酶活性位点，相对应的活性部位分别切断中性、

碱性、酸性氨基酸羧基端的肽键，具有降解活性。

▶ 2.泛素－蛋白酶体途径的原理

如何处理细胞不需要的或者受损的蛋白质对于维持细胞的正常功能具有重要意义。

在真核生物细胞中，泛素－蛋白体途径是具有高度选择性的处理受损或不需要的蛋白质的主要机制，体内 80% 的蛋白通过泛素－蛋白酶体途径进行降解。通过这一途径有针对性地消除受损或者不需要的蛋白，是控制许多基本细胞功能的基础，包括细胞周期进展、基因转录和细胞凋亡。

泛素－蛋白酶体途径包括两个连续步骤。

（1）泛素与底物的共价结合。首先，泛素激活酶（E1）以 ATP 依赖的方式激活泛素。然后，活化的泛素从 E1 转移到泛素结合酶（E2）中。最后，泛素通过泛素连接酶（E3）与底物缀合，E3 有底物特异性，高度保守的 E3 能识别特定的需要被降解的靶蛋白，并催化泛素分子从 E2 上转移到指定的蛋白上。通过 E1–E2–E3 的不断重复，需要被降解的蛋白质上就被标记了一批泛素分子，形成"多泛素链"。

（2）当泛素分子达到一定数量以后，被标记的指定蛋白质被运送到细胞内，由 26S 蛋白酶体降解。经过蛋白酶体的降解，蛋白质会被降解成由 7~9 个氨基酸组成的多肽片段，这些肽段可以被进一步降解为单个氨基酸分子，被用于合成新的蛋白质，供细胞重复使用。

泛素－蛋白酶体途径通过降解蛋白质在人类生命活动中起至关重要的作用。研究表明，泛素－蛋白酶体系统（UPS）失调与肿瘤、病毒感染、神经退行性疾病（帕金森病、阿尔茨海默病、亨廷顿病）、糖尿病、心血管系统疾病、耐药和免疫应答等密切相关 [1,2]。当前研究热点主要是针对泛素－蛋白酶体系统的疾病治疗的新方法研究。

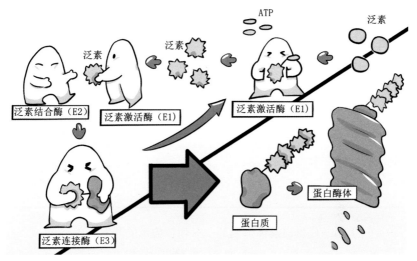

图 6-5　泛素 – 蛋白酶体系统（UPS）的多组分和功能的说明

▶ 3. 蛋白酶体抑制剂的开发过程

　　蛋白酶体在细胞代谢过程的调控中占据关键地位，因而抑制蛋白酶体的功能和作用可以作为一种潜在的疾病治疗方法。历经 20 多年发展，目前已经研发出两代蛋白酶体抑制剂，包括了数种药物（表 6-1）。

表 6-1　蛋白酶体抑制剂列表

种类	药物名称	商品名称	研究状态	结构式
硼酸类	硼替佐米	万珂	已被 FDA 批准用于治疗多发性骨髓瘤、淋巴瘤等	
	伊沙佐米	恩莱瑞	已被 FDA 批准与其他药物合并用于治疗多发性骨髓瘤	
	地拉佐米			

（续表）

种类	药物名称	商品名称	研究状态	结构式
环氧酮类	卡非佐米	凯洛斯	已被 FDA 批准用于治疗多发性骨髓瘤	
	奥普佐米			
非肽类	马利佐米			

（1）第一代蛋白酶体抑制剂——硼替佐米的开发

第一个进入临床的产品是英国千年制药公司（Millennium Pharmaceuticals）的硼替佐米（Bortezomib）。硼替佐米是一种硼酸二肽，是一种缓慢作用于胰凝乳蛋白酶位点的可逆抑制剂。

硼替佐米的开发是一个无心插柳的故事。1993 年，蛋白酶体的发现者阿尔弗雷德 - 戈德堡（Alfred Goldberg）和他的同事成立了 MyoGenetics 公司，开发蛋白酶体抑制剂，最初的想法是这种抑制剂可能有助于治疗肌肉萎缩[3]。从试验结果看来，蛋白酶体抑制剂具有较大的毒性，因此需要转变一个新的治疗思路。MyoGenetics 公司开发的 MG-341 化合物，选择性地抑制了 20S 蛋白酶体的胰凝乳酶活性。1994 年，Dana Farber 癌症研究所对 MG-341 的抗癌活性进行了体外和体内检测。在这期间，MyoGenetics 公司变成了 ProScript 公司，MG-341 随即更名为 PS-341。随后的研究发现，PS-341 对 MCF-7 人乳腺癌细胞、原发性和转移性 Lewis 肺癌都展现出抗肿瘤活性[4]。1995 年，PS-341 被发现在几种实体肿瘤和血液肿瘤细胞系以及多种人类实体肿瘤异种移植物中具有强效、广泛的抗肿瘤活性[5]。

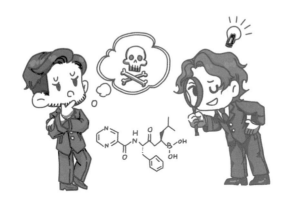

图 6-6　硼替佐米的开发

1996 年，核因子 κB（nuclear factor kappa-B，NF-κB）活性的增加与肿瘤细胞存活率提高、肿瘤对骨髓的黏附及多发性骨髓瘤骨髓环境中 IL-6 的分泌有关。NF-κB 的功能通过与它的抑制剂 IκB（inhibitor of NF-κB，IκB）结合而被抑制。IκB 被磷酸化，与泛素结合后，被蛋白酶体降解，从而激活 NF-κB 的释放。与正常造血细胞相比，骨髓瘤细胞的 IκB 磷酸化增加，NF-κB 活性增加。在体内外的人骨髓瘤的小鼠异种移植模型的骨髓微环境模型中，PS-341 阻断了 NF-κB 的核转位，并显示出对化疗抗性和化疗敏感性骨髓瘤的抗肿瘤活性。与 PS-341 联用后，原先耐药的骨髓瘤细胞对化疗药物的敏感性明显增加 [6]。

1999 年，美国国家癌症研究所对来自多种人类肿瘤的 60 种癌症细胞系进行了筛选，结果显示 PS-341 在体外具有强大的抗癌活性 [7]。随后的其他研究证实，PS-341 对人类 MCF-7 乳腺癌细胞和 BxPC3 胰腺癌细胞有细胞毒性和杀伤效果 [8]。

同年，ProScript 公司被英国千年制药公司收购，PS-341 继而被命名为硼替佐米，商品名称为"万珂"，即我们所熟知的第一代蛋白酶体抑制剂。

2003 年，硼替佐米被 FDA 批准用于治疗难治性多发性骨髓瘤。2005 年，硼替佐米被批准用于治疗之前至少接受过一次治疗的多发性骨髓瘤患者。2008 年 6 月 23 日，FDA 批准硼替佐米用于治疗多发性骨髓瘤患者的初始治疗。

同时，在 2006 年，硼替佐米被批准用于治疗复发或难治的套细胞淋巴瘤[9]。2014 年，它被批准用于以前未接受治疗的套细胞淋巴瘤患者。

（2）第二代蛋白酶体抑制剂

硼替佐米的成功引发了对蛋白酶体作为抗癌治疗靶点的进一步研究。对于一些多发性骨髓瘤患者来说，硼替佐米疗法的单药治疗效果并不十分理想。为突破使用单一药物的局限性，人们随即研发出第二代蛋白酶体抑制剂。第二代蛋白酶体抑制剂包括具有不同化学特征的药物，如环氧酮类（如卡非佐米、奥普佐米）、肽硼酸酯类（如伊沙佐米、地拉佐米）、非肽蛋白酶体抑制剂（如马利佐米）。

与硼替佐米不同，卡非佐米是一种不可逆的蛋白酶体抑制剂，它结构中的环氧酮能与蛋白酶体活性部位的苏氨酸形成共价键。卡非佐米于 2012 年获得了 FDA 的批准。

伊沙佐米在 2015 年获得 FDA 的批准。它是一种口服药物，而硼替佐米和卡非佐米都需要静脉注射或皮下注射[9]。伊沙佐米是一种原型药物，接触血浆后能迅速转化为活性形式[10]，是一种可逆的蛋白酶体抑制剂。对硼替佐米耐药的患者往往对卡非佐米或依沙佐米有反应。

其他二代蛋白酶体抑制剂如马利佐米、奥普佐米和地拉佐米正在进行临床试验中[9,11~13]。

本文将重点介绍第一代蛋白酶体抑制剂硼替佐米的作用。

二、硼替佐米的抗癌机制和作用

▶ 1. 硼替佐米的抗癌机制

硼替佐米可以特异性地与 20S 蛋白酶体的 β5 亚基的苏氨酸活性部位结合，以可逆的方式快速抑制蛋白酶体途径。硼替佐米抗肿瘤作用主要通过三种机制：抑制核因子 κB（nuclear factor kappa-B，NF-κB）通路；上调各种凋亡途径；影响蛋白质周转 [14~16]。

（1）抑制 NF-κB 通路

抑制核因子 κB 通路可能是硼替佐米诱导细胞凋亡并克服耐药性的主要机制之一 [17]。

NF-κB 调节细胞的生长和凋亡以及各种细胞因子、黏附分子及其受体的表达 [18]。在细胞质中，NF-κB 通常与它的抑制剂 IκB（inhibitor of NF-κB，IκB）结合 [19]。IκB 通过泛素-蛋白酶体途径降解，释放游离的活性 NF-κB [20,21]。蛋白酶体抑制剂通过阻止 IκB 的降解来抑制细胞中 NF-κB 的活性 [17,22,23]，下调各种生长、存活和血管生成因子的表达，在癌症中发挥重要作用 [24]。

（2）上调各种凋亡途径

c-Jun 氨基末端激酶（c-Jun N-terminal kinase，JNK）激活是硼替佐米诱导细胞凋亡的重要途径，硼替佐米激活 JNK，导致凋亡相关因子配体（FasL）表达上调，含半胱氨酸的天冬氨酸蛋白水解酶 (cysteinyl aspartate specific proteinase，caspase) 8（caspase-8） 和 3（caspase-3）激活 [24]。硼替佐米下调胰岛素样生长因子 -1（insulin-like growth factors -1，IGF-1）和其受体的表达 [24]。用硼替佐米治疗后，多发性骨髓瘤中热休克蛋白和促凋亡基因的表达上调，生长和抗凋亡基因被抑制 [24]；同时抑制 IL-6 诱导的 Ras / Raf / 丝裂原活化蛋白激酶

（mitogen-activated protein kinase，MAPK）信号通路活化，使细胞生长受到抑制[17]。

（3）影响蛋白质周转

蛋白酶体可以降解调节细胞周期进展的蛋白质[25~27]。硼替佐米抑制了细胞周期蛋白的周转，这影响了细胞周期蛋白依赖性激酶（cyclin-dependent kinase，CDK）的活性，最终对细胞产生毒性[8,28]。硼替佐米也会导致未折叠和错误折叠的蛋白质的积累，从而引发未折叠蛋白反应和细胞凋亡[9]。

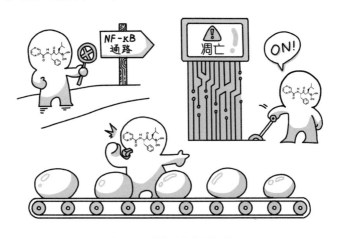

图6-7 硼替佐米的作用机制

▶ 2.硼替佐米在多种肿瘤中的作用

硼替佐米从合成至今，只有短短的二十多年，与拥有悠久历史的其他药物相比，是名副其实的年轻后辈。然而，作为后起之秀，硼替佐米的实力不容小觑。年轻有活力，正是它的真实写照。

（1）多发性骨髓瘤

硼替佐米对血液系统肿瘤，特别是在多发性骨髓瘤（multiple

myeloma，MM）中疗效显著。

多发性骨髓瘤约占血液学恶性肿瘤的 10%，是一种侵袭性强且通常无法治愈的浆细胞发育不良，主要特征表现为异常浆细胞的失控增殖，产生大量异常的球蛋白，给血液循环带来巨大的压力。多发性骨髓瘤细胞对蛋白酶体的活性依赖性很高，故蛋白酶体抑制剂在多发性骨髓瘤领域可以大展身手，通过抑制蛋白酶体，清除大量生成的异常蛋白。

2002 年，硼替佐米针对难治性血液恶性肿瘤进行了一项突破性的 I 期临床试验。27 名患者每周使用硼替佐米 2 次，为期 4 周，不断增加用药剂量，然后再休息 2 周。研究显示，硼替佐米以时间依赖和剂量依赖的方式诱导了对 20S 蛋白酶体的抑制。这项研究中，硼替佐米对一些难治性多发性骨髓瘤、套细胞淋巴瘤或非霍奇金淋巴瘤患者显示出疗效[29]。

2003 年报告的 II 期试验重点针对复发的难治性骨髓瘤，一共招募了 202 名患者。在 193 名患者中，92% 曾接受过 3 种或 3 种以上的骨髓瘤主要药物治疗，其中 91% 的患者对最近接受的治疗耐药。硼替佐米的总反应率为 35%，患者的中位总生存期为 16 个月，中位反应时间为 12 个月。患者接受硼替佐米治疗后的疾病进展时间延长了 2~4 倍[30]。

硼替佐米的应用被认为是多发性骨髓瘤治疗领域中的一个重要里程碑，大大改善了一线、复发和难治性多发性骨髓瘤患者的治疗反应率和总生存期[30～32]。

2003 年，硼替佐米成为首个被 FDA 批准的蛋白酶体抑制剂类药物，被批准用于治疗在接受至少两种治疗方案后复发的多发性骨髓瘤患者，使用硼替佐米后，患者的生存期延长了 2～3 倍[33]。2005 年，硼替佐米被批准用于至少接受过一次治疗的多发性骨髓瘤患者。2008 年 6 月 23 日，硼替佐米获批用于多发性骨髓瘤患者的初始治疗。

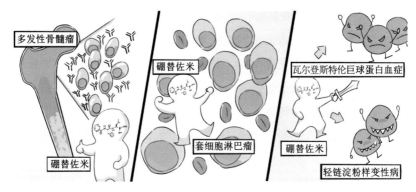

图 6-8 硼替佐米在治疗血液系统肿瘤中应用

（2）套细胞淋巴瘤

套细胞淋巴瘤（mantle cell lymphoma，MCL）是非霍奇金淋巴瘤的一种，占比约 6%，进展很快，并且常被认为不可治愈，最常见的临床表现为淋巴结肿大，往往伴随全身症状。套细胞淋巴瘤采用传统 CHOP方案（环磷酰胺、阿霉素、长春新碱、泼尼松联合化疗）的治疗效果不尽如人意，只有少数患者能够达到较好疗效。

在复发或难治性 MCL 患者的 2 期临床试验中，硼替佐米显示出比以往标准疗法有效的迹象，反应率高达 50%[34-38]。这项试验中，最常见的副作用为疲劳，周围神经病变和细胞减少症。

2006 年，一项硼替佐米治疗复发或难治性套细胞淋巴瘤的多中心Ⅱ期研究显示，在 155 名被纳入的患者中，三分之一对硼替佐米的治疗有反应[39]。这项研究的良好结果使得在 2006 年，硼替佐米被批准用于治疗至少接受过一次治疗的复发或难治的套细胞淋巴瘤。

2015 年，一项新的Ⅲ期研究共纳入 487 例患者，将重点聚焦在新诊断的套细胞淋巴瘤上，改进了传统 CHOP（环磷酰胺、阿霉素或表柔比星、长春新碱、泼尼松 4 种药物）方案，用硼替佐米代替 CHOP 方案中的长春新碱，其余三种药物不变。新的联用方案被命名为 VR-CAP

（硼替佐米、利妥昔单抗、环磷酰胺、阿霉素和泼尼松）方案，研究显示 VR-CAP 方案对治疗新诊断的套细胞淋巴瘤更加有效，尽管血液毒性略有增加，但其无进展生存期与 CHOP 方案相比延长 14 个月 [40]。这项Ⅲ期研究的结果直接推动硼替佐米于 2014 年获批，用于以前未接受治疗的套细胞淋巴瘤患者。更有研究发现，即使硼替佐米只用于维持治疗，也能使套细胞淋巴患者获益 [38]。

（3）其他血液系统恶性肿瘤

瓦尔登斯特伦巨球蛋白血症是一种具有免疫球蛋白 M（IgM）单克隆蛋白的淋巴细胞性淋巴瘤。临床特征包括贫血、血小板减少、肝脾肿大、淋巴结病和罕见的高黏滞综合征。硼替佐米在难治或复发的瓦尔登斯特伦巨球蛋白血症中显示出很高的活性 [41,42]。

轻链淀粉样变性病（AL amyloidosis，ALA）是一种浆细胞病变，由肿瘤细胞分泌的单克隆轻链异常沉积引起，可与多发性骨髓瘤或瓦尔登斯特伦巨球蛋白血症相关联。蛋白酶体抑制剂可以有效治疗 ALA。其中，硼替佐米、环磷酰胺和地塞米松的组合应用是目前广泛接受的治疗 ALA 的初始标准治疗 [43]。最近研究表明，在大约五分之一的 ALA 患者中，可以考虑在前期或基于硼替佐米的治疗后进行自体干细胞移植。硼替佐米不仅可以改善移植后的反应，而且是治疗不符合移植条件患者的主要药物。达雷木单抗（一种抗 CD38 的单克隆抗体）和硼替佐米的组合正在成为 ALA 的新型治疗标准 [44]。

在其他血液系统恶性肿瘤中，硼替佐米同样发挥疗效。目前有关硼替佐米在多种血液系统恶性肿瘤中的多项临床试验正在进行中，包括急性淋巴母细胞和骨髓性白血病、惰性 B 细胞非霍奇金淋巴瘤、弥漫性大 B 细胞淋巴瘤和 T 细胞淋巴瘤。硼替佐米对其他血液系统恶性肿瘤的作用机制尚未阐明，考虑到其临床意义和有益影响，值得进一步研究和探讨。

（4）实体肿瘤

硼替佐米在血液系统恶性肿瘤，特别是多发性骨髓瘤和套细胞淋巴瘤中的作用有目共睹。现在，硼替佐米除继续作用于血液系统肿瘤以外，在实体肿瘤中的应用也在不断拓宽，正发挥越来越重要的作用。

硼替佐米在初期已被证实在一些小鼠和人类异种移植瘤模型中有显著的单药活性[8,45~47]。硼替佐米单药在小细胞肺癌和非小细胞肺癌中作用有限，联合紫杉醇、卡铂和同步放疗的效果更好。

1）胆管癌

胆管癌（cholangiocarcinoma，CCA）是指源于肝外胆管包括肝门区至胆总管下端的胆管的恶性肿瘤，是第二常见的肝恶性肿瘤。其病因可能与胆管结石、原发性硬化性胆管炎等疾病有关。临床可采用手术、化疗等方法，但预后较差。胆管癌早期诊断困难，只有少数患者可以进行手术，绝大多数患者诊断时已为疾病晚期，只能进行化疗，一线化疗方案为联用吉西他滨与铂类（顺铂或奥沙利铂）。由于缺乏有效的抗肿瘤药物，晚期胆管癌预后很差[48,49]。近来研究发现，蛋白酶体抑制剂对治疗多种 PTEN 缺陷的肿瘤有效，因此可能对治疗多种实体肿瘤具有重要意义。

王红阳院士团队于 2020 年发表在 *Science Translational Medicine* 杂志的一项从基础向临床转化的研究成果发现，硼替佐米在磷酸酶与张力蛋白同源物（phosphatase and tensin homolog，PTEN）表达缺失的胆管癌中发挥了重要作用。完整的 PTEN 可抑制泛素降解和蛋白酶体的活性，而 PTEN 表达缺失的患者体内蛋白酶体的活性增强。因而，使用硼替佐米治疗对一线化疗失败的 PTEN 表达缺失的胆管癌患者，可使胆管癌细胞对硼替佐米更加敏感。

结果显示，硼替佐米对 PTEN 表达缺失的胆管癌具有显著疗效，其中 1 例 PTEN 表达缺失的肝内胆管癌患者使用硼替佐米联合减半的吉西他滨和奥沙利铂治疗 2 个月后，原发灶肿瘤大幅度减小，甚至检测不到，根据实体瘤反应评价标准（RECIST 标准）进行疗效评估达到完全缓解；另外对 1 例一线化疗失败的 PTEN 表达缺失的肝内胆管癌患者单用硼替佐米治疗，肺内和肝内转移灶肿瘤完全消失，同时肝内原发灶肿瘤体积相比基线水平大幅度减小，疗效评估达到部分缓解 [50]。

深度测序发现，我国高达 30%~40% 的胆管癌患者会发生 PTEN 基因缺失的突变。我国胆管癌患者具有如此高的 PTEN 突变率，意味着治疗前先对胆管癌进行基因测序，对于其中 PTEN 基因缺失的胆管癌患者，应用硼替佐米治疗可能使他们获益，使生存期延长，预后更好，后续的临床试验（注册号：NCT03345303）正在扩大进行中 [50]。硼替佐米的"老药新用"策略为肝内胆管癌的精准治疗打开了一扇全新的大门，这个发现更是被 *Science Translational Medicine* 期刊编辑评价为"胆管癌坚硬盔甲上的一道裂缝"。

除此之外，卵巢癌、前列腺癌、消化系统和神经系统恶性肿瘤中也同样存在类似的 PTEN 突变和蛋白酶体活性升高的机制，意味着针对 PTEN 基因突变的精准治疗有望推广至其他肿瘤。硼替佐米的治疗

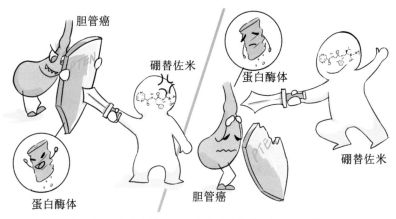

图 6-9　硼替佐米应用于 PTEN 缺失型胆管癌作用机制示意图

新发现可使更多的带有 PTEN 基因突变的其他肿瘤患者获益，为精准治疗在实体肿瘤中的进一步发展做出贡献。

2）胃肠道间质瘤

胃肠道间质瘤（gastrointestinal stromal tumors, GIST）是一类起源于胃肠道间叶组织的肿瘤，占胃肠道恶性肿瘤的 1%~3%，好发于中老年患者。GIST 大部分发生在胃和小肠，其次是结直肠和食道。胃肠道出血是 GIST 最常见的临床症状，其他症状包括吞咽不适、腹痛、包块、消化道出血及胃肠道梗阻等也常见。恶性 GIST 病程较短，可表现为体重减轻、发热等症状。

2018 年，一项单中心的 I 期临床试验发现，单用不同剂量的硼替佐米对不同肿瘤患者进行治疗。结果显示，硼替佐米对重度预处理的 GIST 有较好疗效，其中一名 GIST 患者的肿瘤体积明显缩小了 36%，另外 1 名黑色素瘤和 1 名间皮瘤患者的肿瘤体积缩小了 20%。同时设定了 0.6mg/m^2 的硼替佐米推荐用药剂量，应用于接下来的 II 期试验[51]。

3）胰腺癌

胰腺癌（pancreatic cancer）是最常见的胰腺肿瘤，因恶性程度极高，预后极差，在肿瘤领域素有"癌中之王"的称号，因而迫切需要开发新的治疗方法。

研究发现，硼替佐米与靶向自噬和 Nrf2 信号转导的药物相结合可以促进胰腺癌细胞发生细胞凋亡，具有细胞毒性作用[52]。故探索包括硼替佐米在内的蛋白酶体抑制剂和新的药物靶点相结合的方法，可以作为胰腺癌的有前景的治疗方向。硼替佐米还能与抗肿瘤药物发挥协同作用，可以增强甲氨蝶呤或依托泊苷的抗肿瘤功效，共同抑制胰腺癌细胞增殖，起到抑制胰腺癌肿瘤生长的作用[53,54]。

4）乳腺癌

硼替佐米与其他药物联用治疗乳腺癌（breast cancer）可以产生 1 + 1 > 2 的效果。

用硼替佐米可以增加 MCF7 乳腺癌细胞对紫杉醇的敏感性增加，细胞凋亡增多，并可能克服耐药性[55]。联用硼替佐米与紫杉醇是治疗蒽环类药物治疗的晚期 / 转移性乳腺癌的一个积极组合，总反应率为 29%，副作用也在可控范围内[56]。IκB 激酶抑制剂能提高硼替佐米治疗三阴性乳腺癌的有效性，抑制三阴性乳腺癌细胞的增殖、迁移和侵袭[57]。

5）头颈部肿瘤

2021 年新发表在 *Scientific Reports* 期刊的一篇研究表明，硼替佐米可以抑制头颈部肿瘤细胞增殖的同时使肿瘤浸润免疫细胞增加[58]。

6）食管癌

2019 年的一项研究表明，硼替佐米能以时间和剂量依赖的方式抑制人食管癌细胞增殖，抑制细胞活力，引起食管癌细胞在 G2/M 期发生阻滞，并诱导细胞凋亡[59]。

7）其他肿瘤

硼替佐米和溶瘤病毒的组合有很好的协同作用，在体内卵巢癌、头颈部肿瘤、胶质瘤和恶性周围神经鞘瘤等多种肿瘤模型中明显增强了抗肿瘤的功效[60,61]。硼替佐米抑制软骨肉瘤细胞的活力和增殖，诱导细胞凋亡，并增强死亡受体的表达和自噬作用[62]。

硼替佐米在实体肿瘤和血液系统恶性肿瘤表现出不同的活性，目前可能有如下几点原因：①蛋白酶体亚基组成的改变和突变；②药物渗透；③对凋亡诱导的抗性。为了克服硼替佐米在实体肿瘤中药物渗透不佳的情况，应当寻找新的药物运输方法，包括设计基于纳米颗粒或胶束制剂的递送系统等，需要进一步研究。

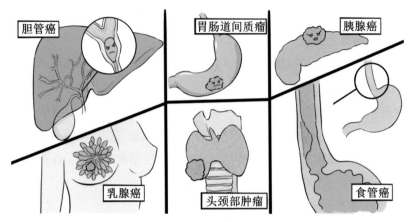

图 6-10 硼替佐米应用于实体肿瘤的研究工作

▶ 3. 硼替佐米治疗肿瘤的耐药性

硼替佐米治疗肿瘤的最大缺点就是由于作用机制单一，容易很快产生耐药，故克服硼替佐米的耐药性成为亟待解决的重要问题。临床上常见做法是将硼替佐米与其他药物联用。

在以多发性骨髓瘤为主的血液系统肿瘤中，在一项 Ⅱ 期临床研究中，向单药硼替佐米治疗后无效或进展的多发性骨髓瘤患者治疗方案中添加地塞米松后，18% 的患者对加入地塞米松后的联用方案有反应[30]。

在复发或难治性的多发性骨髓瘤中,当硼替佐米联合美法仑使用，药物联用显示出了更好的疗效，但两种药物的使用剂量均需降低[63]。硼替佐米与聚乙二醇脂质体阿霉素的联用也显示出了有前景的抗肿瘤活性，仍需进一步研究[64]。硼替佐米与地塞米松、帕比司他（一种组蛋白去乙酰化酶抑制剂）联合使用，可使难治性骨髓瘤患者的无进展生存期显著延长，并被美国和欧洲批准用于至少接受两次化疗后无效的难治性骨髓瘤患者[65]。硼替佐米、地塞米松与达雷木单抗联用的治疗效果比缺少达雷木单抗的二联疗法更好，难治性骨髓瘤患者一年无进展生存率明显提高 [66]。联用硼替佐米、地塞米松与泊马度胺使来那度胺治疗无效的复发性或难治性多发性骨髓瘤患者无进展生存期明显延长 [67]。

在实体肿瘤中，硼替佐米与吉西他滨、阿霉素、伊立替康、多西紫杉醇、紫杉醇等化疗药物联用时，其活性明显更高 [68,69]。为了进一步提高硼替佐米的疗效，更多新的组合疗法正在探索中。

三、硼替佐米在其他疾病中的作用

硼替佐米已被证明能改善动物模型中不同自身免疫疾病的症状，并能改善系统性红斑狼疮、类风湿性关节炎、重症肌无力、神经性视网膜炎谱系障碍、慢性炎症性脱髓鞘多发性神经病和自身免疫性血液病患者对常规治疗无反应的症状 [70,71]。硼替佐米为治疗对传统疗法抵抗或无效的自身免疫性疾病患者提供了一种新的有效策略。

硼替佐米在体内通过恢复充血性心力衰竭小鼠的肌球蛋白含量来改善膈肌收缩力 [72]。这项研究目前仍处于实验阶段，需要进一步研究硼替佐米在其他模型［如慢性阻塞性肺疾病（chronic obstructive pulmonary disease，COPD）、机械通气、脓毒症等］中对肌肉消耗的有效性，来探索其在恢复肌无力收缩功能的临床适用性。

在创伤性脑损伤中，硼替佐米可以作为有效的神经保护制剂 [73]，并可以用于治疗一些神经退行性疾病等 [74]。

硼替佐米还能够充当免疫抑制剂，已经在慢性移植物抗宿主病（graft versus-host disease，GVHD）中进行了研究，在类固醇难治性疾病和作为与类固醇联合的前期治疗中反应率分别为 83% 和 80% [75,76]。硼替佐米也被用于非亲属捐赠者移植的慢性 GVHD 预防，Ⅰ期和Ⅱ期研究显示，毒性没有明显增加 [77,78]。一项正在进行的血液和骨髓移植临床试验（注册号：NCT02208037）正在评估硼替佐米与他克莫司和甲氨蝶呤的组合，作为评估急性和慢性 GVHD 预防的不同策略之一[79]。

目前，有超过 200 项正在进行或计划中的硼替佐米临床试验，主要聚焦于硼替佐米在其他肿瘤中的疗效，与其他药物联合使用，以及用于非癌症的治疗，如移植物抗宿主病和其他与免疫系统有关的应用。

四、硼替佐米的不良反应及用药注意事项

▶ 1. 硼替佐米的不良反应

（1）胃肠道反应：在使用硼替佐米的患者中，一半以上都会出现恶心呕吐等胃肠道反应[30]。如果出现恶心或呕吐，必要时按需使用止吐药，并给予生理盐水来确保充足的水分。

（2）腹泻：硼替佐米相关的副作用中，腹泻发生率占第二位。处理腹泻需要对症治疗，及时补充液体和电解质，防止脱水。对于严重营养不良的患者，需要及时补充营养，补充氨基酸时应注意补充谷氨酰胺。

（3）疲劳：41% 的患者使用硼替佐米治疗后会发生疲劳，其中12% 会发生较为严重的疲劳[30]。应根据患者疾病状态和身体情况，适当进行锻炼。营养不良也是容易造成疲劳的一个重要因素，因此要及时评估营养状况，改善饮食结构及习惯。

（4）血小板减少和 / 或中性粒细胞减少：很常见，通常在每个疗程的第 11 天血小板降到最低值，在下一个疗程中得到恢复。在硼替佐米治疗期间需要密切监测全血细胞计数。必要时可以根据指南，通过减少用药剂量或输血和支持治疗来缓解症状。

（5）便秘：采取相应的措施进行积极的治疗。发生便秘后，应当在医生的建议下慎重选择药物进行治疗，必要时采用灌肠或者外科治疗。

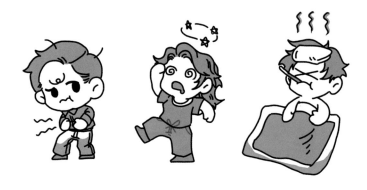

图 6-11　硼替佐米的副作用

（6）厌食：在晚期肿瘤患者中发生率很高。厌食会引起营养不良和恶病质，进而影响生活质量和预后。在有条件的情况下，推荐以营养师为主导的饮食指导改善食欲、体重和生活质量。同时，推荐适当补充氨基酸和蛋白质。针对肿瘤患者的厌食，应在医生指导下适当用药来改善食欲。

（7）发热：约 20% 的患者会出现发热，通常发生在第一个治疗周期中。查明发热原因，才能更好地对症处理和治疗。

（8）周围神经病变：神经病变是对生活质量和日常生活产生负面影响的最重要并发症之一。大约 12% 的患者会发生较为严重的周围神经病变，并且在先前接受过神经毒性治疗以及已存在神经病变的患者中更为常见 [30]。神经病变主要表现为感觉异常、感觉迟钝、神经性疼痛和虚弱。调整硼替佐米的用药剂量，可以减少并减轻神经病变的症状。硼替佐米治疗会导致周围神经病变，主要是感觉障碍。需要注意观察患者的神经病变症状，如灼热感、感觉过敏、感觉异常、不适、神经性疼痛或虚弱。在硼替佐米治疗期间新出现或者恶化的周围神经病变可能需要考虑降低用药剂量。

（9）肝功能不全：硼替佐米通过肝细胞色素 P450 酶代谢，故肝病患者需要谨慎使用硼替佐米。轻度肝功能不全患者无须调整起始剂量，而中度或重度肝功能不全患者则需要降低剂量，并在治疗中不断监测肝功能。

（10）其他不良事件：包括：①皮疹、眩晕等，发生较为少见。②肿瘤溶解综合征。硼替佐米作为细胞毒性药物，可以快速杀死恶性细胞，因而可能引起肿瘤溶解综合征的并发症。治疗前具有高肿瘤负荷的患者发生肿瘤溶解综合征风险更高，需要密切关注并采取适当的预防措施。③心血管毒性。④急性间质性肾炎。⑤严重的抗利尿激素分泌异常综合征（syndrome of inappropriate secretion of antidiuretic hormone，SIADH）。此外，使用硼替佐米可能会增加水痘—带状疱疹病毒感染风险，酌情使用抗病毒药物（如阿昔洛韦、伐昔洛韦）进行预防。

▶ **2.使用硼替佐米的注意事项**

（1）使用硼替佐米治疗期间，育龄妇女应避免受孕，建议哺乳期

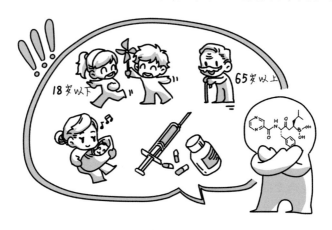

图6-12 硼替佐米用药注意事项

妇女不要哺乳。

（2）18岁以下儿童使用硼替佐米治疗的用药安全性尚未确立。

（3）65岁以上的老年患者在用药安全和药物疗效上与年轻患者相比没有明显差异，但也有一些老年患者可能对硼替佐米的敏感性更高。

（4）谨慎合用可能会引起周围神经病变的药物（如胺碘酮、抗病毒药、异烟肼、呋喃妥因或他汀类）及引起血压降低的药物。

（5）硼替佐米的药物剂量及增删调整请在专业领域的医生指导下进行。用药后请遵照医嘱定期到医院复查。患者用药后一旦出现不适或其他异常情况，需及时就诊。

五、展望

作为一种较为年轻的药物，硼替佐米正在更多的领域大放异彩，许多新的治疗方案，包括硼替佐米及二代蛋白酶体抑制剂与单克隆抗体、靶向药物等的新型组合方案将进一步更新疾病治疗方法。

临床医生有望根据患者的不同特征和需要，精准施治，择优选择治疗方案，力求达到更好的治疗效果，同时副作用更少。

未来随着各大医院与研究所之间"院所合一"的联系愈发紧密，更多临床试验的进行和对内在机制更深入的了解，我们有理由相信，包括硼替佐米在内的蛋白酶体抑制剂在疾病治疗领域将会发挥越来越重要的作用。

编写：崔笑雯、董立巍、蒋添翼

绘图：葛曼悦、谭欣然

参考文献

[1] Kunjappu MJ, Hochstrasser M. Assembly of the 20S proteasome[J]. Biochim Biophys Acta, 2014,1843(1):2–12.

[2] Spataro V, Norbury C, Harris AL. The ubiquitin–proteasome pathway in cancer[J]. Br J Cancer, 1998,77(3):448–455.

[3] Teicher BA, Anderson KC. CCR 20th anniversary commentary: In the beginning, there was PS–341[J]. Clin Cancer Res, 2015,21(5):939–941.

[4] Teicher BA, Ara G, Herbst R, et al. The proteasome inhibitor PS–341 in cancer therapy[J]. Clin Cancer Res, 1999,5(9):2638–2645.

[5] Sunwoo JB, Chen Z, Dong G, et al. Novel proteasome inhibitor PS–341 inhibits activation of nuclear factor–kappa B, cell survival, tumor growth, and angiogenesis in squamous cell carcinoma[J]. Clin Cancer Res, 2001,7(5):1419–1428.

[6] Ma MH, Yang HH, Parker K, et al. The proteasome inhibitor PS–341 markedly enhances sensitivity of multiple myeloma tumor cells to chemotherapeutic agents[J]. Clin Cancer Res, 2003,9(3):1136–1144.

[7] Adams J, Palombella VJ, Sausville EA, et al. Proteasome inhibitors: a novel class of potent and effective antitumor agents[J]. Cancer Res, 1999,59(11):2615–2622.

[8] Shah SA, Potter MW, McDade TP, et al. 26S proteasome inhibition induces apoptosis and limits growth of human pancreatic cancer[J]. J Cell Biochem, 2001,82(1):110–122.

[9] Gandolfi S, Laubach JP, Hideshima T, Chauhan D, Anderson KC, Richardson PG. The proteasome and proteasome inhibitors in multiple myeloma[J]. Cancer Metastasis Rev, 2017,36(4):561–584.

[10] Kupperman E, Lee EC, Cao Y, et al. Evaluation of the proteasome inhibitor MLN9708 in preclinical models of human cancer[J]. Cancer Res, 2010,70(5):1970–1980.

[11] Adams J, Kauffman M. Development of the proteasome inhibitor Velcade (Bortezomib) [J]. Cancer Invest, 2004,22(2):304–311.

[12] Dick LR, Fleming PE. Building on bortezomib: second–generation proteasome inhibitors as anti–cancer therapy[J]. Drug Discov Today, 2010,15(5–6):243–249.

[13] Kuhn DJ, Chen Q, Voorhees PM, et al. Potent activity of carfilzomib, a novel, irreversible inhibitor of the ubiquitin–proteasome pathway, against preclinical models of multiple myeloma[J]. Blood, 2007,110(9):3281–3290.

[14] Hideshima T, Chauhan D, Podar K, Schlossman RL, Richardson P, Anderson KC. Novel therapies targeting the myeloma cell and its bone marrow microenvironment[J]. Semin Oncol, 2001,28(6):607–612.

[15] Anderson KC. Multiple myeloma: how far have we come? [J]. Mayo Clin Proc, 2003,78(1):15–17.

[16] Anderson KC. Targeted therapy for multiple myeloma[J]. Semin Hematol, 2001,38(3):286–294.

[17] Hideshima T, Chauhan D, Richardson P, et al. NF–kappa B as a therapeutic target in multiple myeloma[J]. J Biol Chem, 2002,277(19):16639–16647.

[18] Almond JB, Cohen GM. The proteasome: a novel target for cancer chemotherapy[J]. Leukemia, 2002,16(4):433–443.

[19] Karin M. How NF–kappaB is activated: the role of the IkappaB kinase (IKK) complex[J]. Oncogene, 1999,18(49):6867–6874.

[20] Karin M, Ben–Neriah Y. Phosphorylation meets ubiquitination: the control of NF–[kappa]B activity[J]. Annu Rev Immunol, 2000,18:621–663.

[21] Karin M, Delhase M. The I kappa B kinase (IKK) and NF–kappa B: key elements of proinflammatory signalling[J]. Semin Immunol, 2000,12(1):85–98.

[22] Gardner RC, Assinder SJ, Christie G, et al. Characterization of peptidyl boronic acid inhibitors of mammalian 20 S and 26 S proteasomes and their inhibition of proteasomes in cultured cells[J]. Biochem J, 2000;346 Pt 2:447–454.

[23] Hideshima T, Chauhan D, Schlossman R, Richardson P, Anderson KC. The role

of tumor necrosis factor alpha in the pathophysiology of human multiple myeloma: therapeutic applications[J]. Oncogene, 2001,20(33):4519–4527.

[24] Mitsiades N, Mitsiades CS, Poulaki V, et al. Molecular sequelae of proteasome inhibition in human multiple myeloma cells[J]. Proc Natl Acad Sci U S A, 2002,99(22):14374–14379.

[25] Maki CG, Huibregtse JM, Howley PM. In vivo ubiquitination and proteasome-mediated degradation of p53(1) [J]. Cancer Res, 1996;56(11):2649–2654.

[26] Clurman BE, Sheaff RJ, Thress K, Groudine M, Roberts JM. Turnover of cyclin E by the ubiquitin–proteasome pathway is regulated by cdk2 binding and cyclin phosphorylation[J]. Genes Dev, 1996,10(16):1979–1990.

[27] Pagano M, Tam SW, Theodoras AM, et al. Role of the ubiquitin–proteasome pathway in regulating abundance of the cyclin–dependent kinase inhibitor p27[J]. Science, 1995,269(5224):682–685.

[28] Ling YH, Liebes L, Jiang JD, et al. Mechanisms of proteasome inhibitor PS–341–induced G(2)–M–phase arrest and apoptosis in human non–small cell lung cancer cell lines[J]. Clin Cancer Res, 2003;9(3):1145–1154.

[29] Orlowski RZ, Stinchcombe TE, Mitchell BS, et al. Phase I trial of the proteasome inhibitor PS–341 in patients with refractory hematologic malignancies[J]. J Clin Oncol, 2002,20(22):4420–4427.

[30] Richardson PG, Barlogie B, Berenson J, et al. A phase 2 study of bortezomib in relapsed, refractory myeloma[J]. N Engl J Med, 2003,348(26):2609–2617.

[31] Cavo M. Proteasome inhibitor bortezomib for the treatment of multiple myeloma[J]. Leukemia, 2006,20(8):1341–1352.

[32] Rajkumar SV, Gertz MA, Kyle RA, et al. Current therapy for multiple myeloma[J]. Mayo Clin Proc, 2002,77(8):813–822.

[33] Kane RC, Bross PF, Farrell AT, Pazdur R. Velcade: U.S. FDA approval for the treatment of multiple myeloma progressing on prior therapy[J]. Oncologist, 2003,8(6):508–513.

[34] Goy A, Younes A, McLaughlin P, et al. Phase II study of proteasome inhibitor bortezomib in relapsed or refractory B-cell non-Hodgkin's lymphoma[J]. J Clin Oncol, 2005,23(4):667-675.

[35] O'Connor OA, Wright J, Moskowitz C, et al. Phase II clinical experience with the novel proteasome inhibitor bortezomib in patients with indolent non-Hodgkin's lymphoma and mantle cell lymphoma[J]. J Clin Oncol, 2005,23(4):676-684.

[36] Strauss SJ, Maharaj L, Hoare S, et al. Bortezomib therapy in patients with relapsed or refractory lymphoma: potential correlation of in vitro sensitivity and tumor necrosis factor alpha response with clinical activity[J]. J Clin Oncol, 2006,24(13):2105-2112.

[37] Belch A, Kouroukis CT, Crump M, et al. A phase II study of bortezomib in mantle cell lymphoma: the National Cancer Institute of Canada Clinical Trials Group trial IND.150[J]. Ann Oncol, 2007,18(1):116-121.

[38] Gerecitano J, Portlock C, Moskowitz C, et al. Phase 2 study of weekly bortezomib in mantle cell and follicular lymphoma[J]. Br J Haematol, 2009,146(6):652-655.

[39] Fisher RI, Bernstein SH, Kahl BS, et al. Multicenter phase II study of bortezomib in patients with relapsed or refractory mantle cell lymphoma[J]. J Clin Oncol, 2006,24(30):4867-4874.

[40] Robak T, Huang H, Jin J, et al. Bortezomib-based therapy for newly diagnosed mantle-cell lymphoma[J]. N Engl J Med, 2015,372(10):944-953.

[41] Treon SP, Ioakimidis L, Soumerai JD, et al. Primary therapy of Waldenstrom macroglobulinemia with bortezomib, dexamethasone, and rituximab: WMCTG clinical trial 05-180[J]. J Clin Oncol, 2009,27(23):3830-3835.

[42] Chen C, Kouroukis CT, White D, et al. Bortezomib in relapsed or refractory Waldenstrom's macroglobulinemia[J]. Clin Lymphoma Myeloma, 2009,9(1):74-76.

[43] Ha JH, Spolar RS, Record MT, Jr. Role of the hydrophobic effect in stability of site-specific protein-DNA complexes[J]. J Mol Biol, 1989,209(4):801-816.

[44] Palladini G, Milani P, Merlini G. Management of AL amyloidosis in 2020[J]. Blood,

2020,136(23):2620–2627.

[45] Adams J. Proteasome inhibitors as new anticancer drugs[J]. Curr Opin Oncol, 2002,14(6):628–634.

[46] Cusack JC, Jr., Liu R, Houston M, et al. Enhanced chemosensitivity to CPT-11 with proteasome inhibitor PS–341: implications for systemic nuclear factor-kappaB inhibition[J]. Cancer Res, 2001,61(9):3535–3540.

[47] Russo SM, Tepper JE, Baldwin AS, Jr., et al. Enhancement of radiosensitivity by proteasome inhibition: implications for a role of NF–kappaB[J]. Int J Radiat Oncol Biol Phys, 2001,50(1):183–193.

[48] Valle J, Wasan H, Palmer DH, et al. Cisplatin plus gemcitabine versus gemcitabine for biliary tract cancer[J]. N Engl J Med, 2010,362(14):1273–1281.

[49] Cambridge WA, Fairfield C, Powell JJ, et al. Meta–analysis and Meta-regression of Survival After Liver Transplantation for Unresectable Perihilar Cholangiocarcinoma[J]. Ann Surg, 2021,273(2):240–250.

[50] Jiang TY, Pan YF, Wan ZH, et al. PTEN status determines chemosensitivity to proteasome inhibition in cholangiocarcinoma[J]. Sci Transl Med, 2020,12(562).

[51] Bahleda R, Le Deley MC, Bernard A, et al. Phase I trial of bortezomib daily dose: safety, pharmacokinetic profile, biological effects and early clinical evaluation in patients with advanced solid tumors[J]. Invest New Drugs, 2018,36(4):619–628.

[52] Li X, Liang M, Jiang J, et al. Combined inhibition of autophagy and Nrf2 signaling augments bortezomib–induced apoptosis by increasing ROS production and ER stress in pancreatic cancer cells[J]. Int J Biol Sci, 2018,14(10):1291–1305.

[53] Zhang Y, Liu Q, Wei W, et al. Bortezomib potentiates antitumor activity of mitoxantrone through dampening Wnt/beta–catenin signal pathway in prostate cancer cells[J]. BMC Cancer, 2021,21(1):1101.

[54] Aras B, Yerlikaya A. Bortezomib and etoposide combinations exert synergistic effects on the human prostate cancer cell line PC–3[J]. Oncol Lett, 2016,11(5):3179–3184.

[55] Mehdizadeh K, Ataei F, Hosseinkhani S. Treating MCF7 breast cancer cell with proteasome inhibitor Bortezomib restores apoptotic factors and sensitizes cell to Docetaxel[J]. Med Oncol, 2021,38(6):64.

[56] Awada A, Albanell J, Canney PA, et al. Bortezomib/docetaxel combination therapy in patients with anthracycline−pretreated advanced/metastatic breast cancer: a phase I/II dose−escalation study[J]. Br J Cancer, 2008,98(9):1500−1507.

[57] Uddin MM, Zou Y, Sharma T, et al. Proteasome inhibition induces IKK−dependent interleukin−8 expression in triple negative breast cancer cells: Opportunity for combination therapy[J]. PLoS One, 2018,13(8):e0201858.

[58] Benvenuto M, Ciuffa S, Focaccetti C, et al. Proteasome inhibition by bortezomib parallels a reduction in head and neck cancer cells growth, and an increase in tumor−infiltrating immune cells[J]. Sci Rep, 2021,11(1):19051.

[59] Ao N, Dai Y, Chen Q, et al. Genome−Wide Profiling of the Toxic Effect of Bortezomib on Human Esophageal Carcinoma Epithelial Cells[J]. Technol Cancer Res Treat, 2019,18:1533033819842546.

[60] Yoo JY, Hurwitz BS, Bolyard C, et al. Bortezomib−induced unfolded protein response increases oncolytic HSV−1 replication resulting in synergistic antitumor effects[J]. Clin Cancer Res, 2014,20(14):3787−3798.

[61] Yoo JY, Jaime−Ramirez AC, Bolyard C, et al. Bortezomib Treatment Sensitizes Oncolytic HSV−1−Treated Tumors to NK Cell Immunotherapy[J]. Clin Cancer Res, 2016,22(21):5265−5276.

[62] Lohberger B, Steinecker−Frohnwieser B, Stuendl N, Kaltenegger H, Leithner A, Rinner B. The Proteasome Inhibitor Bortezomib Affects Chondrosarcoma Cells via the Mitochondria−Caspase Dependent Pathway and Enhances Death Receptor Expression and Autophagy[J]. PLoS One, 2016,11(12):e0168193.

[63] Yang HH, Vescio R, Schenkein D, Berenson JR. A prospective, open−label safety and efficacy study of combination treatment with bortezomib (PS−341, velcade and melphalan in patients with relapsed or refractory multiple myeloma[J]. Clin

Lymphoma, 2003,4(2):119–122.

[64] Orlowski RZ, Voorhees PM, Garcia RA, et al. Phase 1 trial of the proteasome inhibitor bortezomib and pegylated liposomal doxorubicin in patients with advanced hematologic malignancies[J]. Blood, 2005,105(8):3058–3065.

[65] San–Miguel JF, Hungria VT, Yoon SS, et al. Panobinostat plus bortezomib and dexamethasone versus placebo plus bortezomib and dexamethasone in patients with relapsed or relapsed and refractory multiple myeloma: a multicentre, randomised, double–blind phase 3 trial[J]. Lancet Oncol, 2014,15(11):1195–1206.

[66] Palumbo A, Chanan–Khan A, Weisel K, et al. Daratumumab, Bortezomib, and Dexamethasone for Multiple Myeloma[J]. N Engl J Med, 2016,375(8):754–766.

[67] Richardson PG, Oriol A, Beksac M, et al. Pomalidomide, bortezomib, and dexamethasone for patients with relapsed or refractory multiple myeloma previously treated with lenalidomide (OPTIMISMM): a randomised, open–label, phase 3 trial[J]. Lancet Oncol, 2019,20(6):781–794.

[68] Cusack JC. Rationale for the treatment of solid tumors with the proteasome inhibitor bortezomib[J]. Cancer Treat Rev, 2003,29 Suppl 1:21–31.

[69] Lenz HJ. Clinical update: proteasome inhibitors in solid tumors[J]. Cancer Treat Rev,2003,29 Suppl 1:41–48.

[70] Khalesi N, Korani S, Korani M, et al. Bortezomib: a proteasome inhibitor for the treatment of autoimmune diseases[J]. Inflammopharmacology, 2021,29(5):1291–1306.

[71] Tran HM, Wu KS, Sung SY, et al. Upregulation of Protein Synthesis and Proteasome Degradation Confers Sensitivity to Proteasome Inhibitor Bortezomib in Myc–Atypical Teratoid/Rhabdoid Tumors[J]. Cancers (Basel), 2020,12(3).

[72] van Hees HW, Li YP, Ottenheijm CA, et al. Proteasome inhibition improves diaphragm function in congestive heart failure rats[J]. Am J Physiol Lung Cell Mol Physiol, 2008,294(6):L1260–1268.

[73] Qu C, Mahmood A, Ning R, et al. The treatment of traumatic brain injury with velcade[J]. J Neurotrauma, 2010,27(9):1625-1634.

[74] Momtaz S, Memariani Z, El-Senduny FF, et al. Targeting Ubiquitin-Proteasome Pathway by Natural Products: Novel Therapeutic Strategy for Treatment of Neurodegenerative Diseases[J]. Front Physiol, 2020,11:361.

[75] Buist RA, Williams LR, Cairncross KD. Pharmacology of sympathomimetic amines with beta-adrenoreceptor agonist and alpha-adrenoreceptor antagonist properties[J]. Arch Int Pharmacodyn Ther, 1974,209(2):227-236.

[76] Siezen RJ, Bindels JG, Hoenders HJ. The interrelationship between monomeric, oligomeric and polymeric alpha-crystallin in the calf lens nucleus[J]. Exp Eye Res, 1979,28(5):551-567.

[77] Kawase S, Yamaguchi K. A polyhedrosis virus forming polyhedra in midgut-cell nucleus of silkworm, Bombyx mori. II. Chemical nature of the virion[J]. J Invertebr Pathol, 1974,24(1):106-111.

[78] Rat P, Ferriere X, Haas O,et al. [Rupture of the diaphragm. 44 cases[J]. Ann Chir, 1987,41(8):586-589.

[79] Im A, Hakim FT, Pavletic SZ. Novel targets in the treatment of chronic graft-versus-host disease[J]. Leukemia, 2017,31(3):543-554.

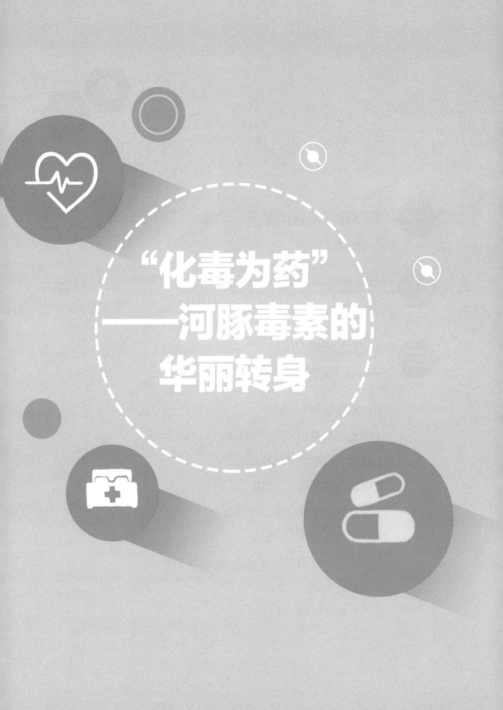

"化毒为药"
——河豚毒素的
华丽转身

展望

导语 →

- 海洋生物毒素是一类存在于海洋生物体内的剧毒小分子化合物，控制好用量便可以达到"以毒攻毒，变毒为药"的功效。

- 目前已经发现海洋生物毒素具有明显的神经系统活性、心血管系统活性和细胞毒活性，具有镇痛、抗肿瘤、抗病毒等活性。

- 以河豚毒素为代表的海洋生物毒素药用研究，已在镇痛、戒毒等方面取得临床疗效。

- 海洋生物毒素，包括河豚毒素的产量尚不能满足医学研究与应用的需求。

一、来自海洋的种类繁多、功能广泛的生物毒素

海洋生物毒素是一类存在于海洋生物体内的小分子化合物，主要来源于藻类、贝类、腔肠动物类及一些热带珊瑚礁鱼类等，再通过食物链进入人体，当毒素摄入量累积到一定量时，极易引起人体中毒。近年来，全球由海洋毒素引起的食物中毒事件数量仍在逐年增加，仅美国每年就有 7600 万人发生海洋生物毒素中毒，其中 5000 人死亡[1]。但如今海洋生物毒素不再只是令人心生恐惧的剧毒毒素了，控制好用量便可以达到"以毒攻毒，变毒为药"的功效。目前已经发现海洋毒素具有明显的神经系统活性、心血管系统活性和细胞毒活性，具有抗肿瘤、抗病毒活性、钙通道调控等作用，成为寻找新型药物的主要来源[2,3]。

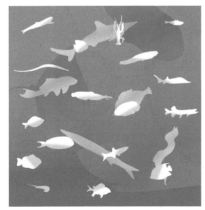

图 7-1 海洋生物毒素是一类存在于海洋生物体内的小分子化合物

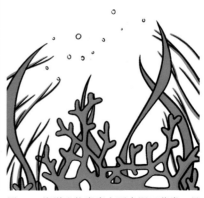

图 7-2 海洋生物毒素主要来源于藻类、贝类、腔肠动物及一些热带珊瑚礁鱼类

海洋毒素分布广泛、结构奇特且种类丰富，绝大多数是海洋生物所特有的，少数也会存在于陆地生物中。它们通常特异性地作用于神经、肌肉、细胞膜靶点等，从而调控一系列相关的生理活动。海洋生物毒素根据结构进行分类可分为：多肽类毒素、聚醚类毒素和生物碱类毒素。海洋生物碱类毒素主要来源于天然海洋生物的次级代谢产物，是一类含氮的碱性有机物，包括河豚毒素（tetrodotoxin，TTX）与石房蛤毒素（saxitoxin，STX），其代表性毒素——TTX一直是众多科学家的研究的热点与重点，本章以TTX为例讲述海洋生物毒素的成药探索。

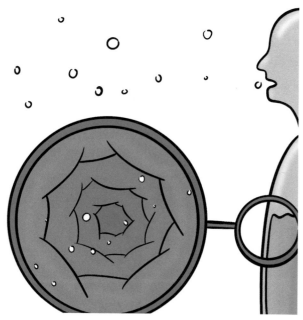

图 7-3 海洋生物毒素通过食物链进入人体

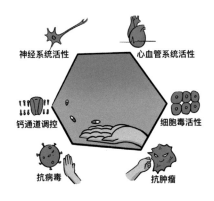

图 7-4 海洋生物毒素具有广泛的生物学活性

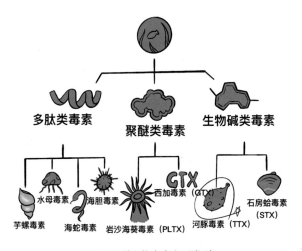

图 7-5 海洋生物毒素主要类别

二、河豚毒素的发现与来源

1894 年 7 月，Yoshizumi Tahara 博士在日本药物学会月会上介绍了从河豚卵巢水提取物中分离出的毒素。后来，他建立了一种适合大规模生产毒素的提取和纯化方法。最后，在 1909 年，他确定河豚中存在此种毒素，并将其命名为河豚毒素[5]。TTX是一种非蛋白小分子，热稳定性强，无色无味，小鼠腹腔注射、皮下注射和灌胃的半数致死剂量(LD50)分别为10.7μg/kg、12.5μg/kg、532 μg/kg[4]，是已知最强大的神经毒素之一，它对人类的毒性是氰化物的1200倍，而且它没有已知的解毒剂。

我国有40多种河豚，因其味美，被列为"长江三鲜"之首。"蒌蒿满地芦芽短，正是河豚欲上时"写下这两句诗的时候，诗人苏东坡想必早就品尝过河豚的鲜美了。严格来说，"豚"应为"鲀"，但因捕获时，河豚出水后会发出猪叫声，就成了"豚"——猪的同义词。一些野生河豚体内存在能致人死亡剂量的TTX，每年都有因食用野生河豚中毒事件的报道。

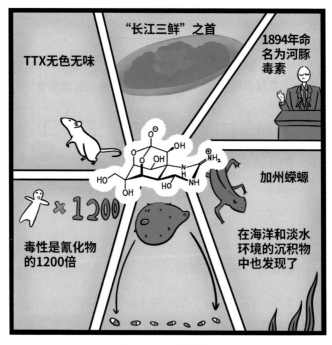

图 7-6 TTX 主要特性

起初，人们认为 TTX 只存在于四齿科河豚中，而河豚中的 TTX 是内源性的（由河豚自身产生）还是外源性的（从外部获取并积累）存在争议。1964 年，加州蝾螈（Taricha torosa）体内意外发现了这种毒素，打破了上述观点 [6]。现有研究已经在一系列不同的陆生和水生生物中检测到了 TTX，如甲藻、红色钙藻、节肢动物、棘皮动物、软体动物、蠕虫和青蛙等。此外，在海洋和淡水环境的沉积物中也发现了 TTX[7]。

随着近年来对 TTX 研究的深入，发现其有多种药理作用，本章就以 TTX 为例，介绍海洋生物毒素（毒物）的药用价值。

三、从毒物到药用——TTX 的华丽转身

TTX 作为一种潜在的治疗药物具有什么重要的属性呢？它可以选择性阻断 Na+ 通道，主要体现在高度特异性地阻断对电压依赖性 Na+ 通道（voltage-gated sodium channels，VGSCs），针对 Na+ 被阻这一特性，TTX 有着较为广泛的应用范围，主要集中在镇痛、戒毒、麻醉等方面；而在其他方面，如抗肿瘤、抗心律失常、脑损伤等也有少量报道。下面对每一种作用分别进行介绍。

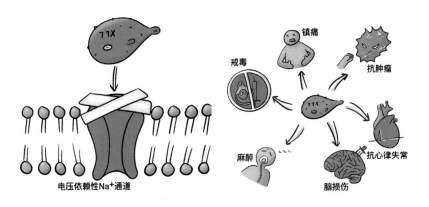

图 7-7 TTX 作用的分子机制 　　图 7-8 已发现的 TTX 生物学活性

疼痛是一种感知，作为感觉系统的一部分，它具有重要的保护功能，警告机体应该避免伤害，从而延长生存期。在这种情况下，疼痛导致的行为也会促进基本的生物学行为，如受损组织的愈合。这种疼痛对维持身体完整性至关重要，与伤害性刺激有关，故被称为伤害性疼痛。但在某些情况下，疼痛失去了它的保护作用，没有目的且非常痛苦，这种疼痛状况与神经病理性疼痛有关。神经病理性疼痛是躯体感觉神经系统功能异常时发生的疼痛，与伤害性疼痛中的正常功能形成了鲜明对比。因此，为了更好地治疗这些严重甚至其他药物无法缓解的疼痛状况，开发新的镇痛剂就十分重要了。

▶ 1. TTX 与镇痛

TTX 作为一种神经毒素已被广泛用于表征 VGSCs 的功能，根据其对这种毒素的敏感性，VGSCs 可分为 TTX 敏感通道和 TTX 抗性通道。一些特定 TTX 敏感 VGSCs 的表达和 / 或功能的改变与许多疼痛疾病有关，这就可以用来解释 TTX 镇痛的作用机制 [8]。

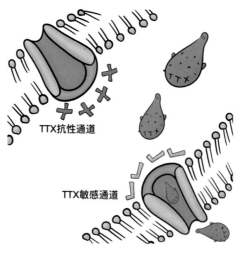

图 7-9 TTX 作用于两种通道

　　那么，疼痛的时候，神经细胞的状态是怎么样的呢？当神经细胞受到各种来源的刺激后，位于细胞膜上的 Na^+ 通道转为开放状态，Na^+ 向细胞内流动。膜电位的变化及向四周扩散都是信息传递的基础。TTX 的镇痛机制主要是 Na^+ 通道被堵，从而抑制了疼痛的产生与传递过程[9]。其对癌痛、神经痛、内脏疼痛、慢性肌肉疼痛、烧伤疼痛及机械性疼痛均有效果，下面就 TTX 对不同疼痛的镇痛作用及其相关机制逐一简要说明。

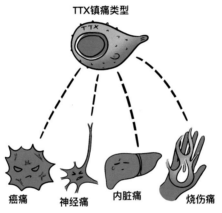

图 7-10　TTX 镇痛类型

（1）癌痛

　　随着全球老龄化的不断加剧，癌症的发病率及死亡率也在不断地上升。仅 2020 年全球新发癌症病例高达 1929 万例，其中死亡病例占 996 万例。根据 2016 年一篇发表在 *Joumal of Pain and Symptom Management* 杂志的文章数据 [10]，癌症患者中有超过一半经历疼痛，转移或终末期患者癌痛发生率更高，有 38.0% 的癌痛患者诉中重度疼痛。导致癌症患者出现疼痛的原因有很多种，根据疼痛程度及表现方式的差异，可将癌痛大致分为急性、慢性两种。癌症患者的急性疼痛大多与治疗或诊断性检查有关，少数与肿瘤引起的疾病有关，如肿瘤急性内出血、病理性骨折、急性梗阻或穿孔等；而慢性疼痛通常与肿瘤本身或放化疗、手术等有关。

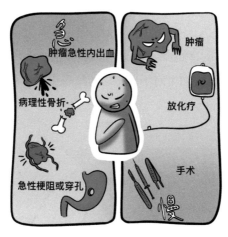

图 7-11 癌痛有多种原因

WEX 公司 2007 年在 *Journal of Pain and Symptom Management* 杂志发表的研究中 [11]，给予 24 名住院治疗的严重癌痛患者肌内注射 TTX，剂量范围为每天 15 ~ 90 μg，连续给药 4 天。31 次治疗中有 17 次在研究中显著降低了疼痛强度，疼痛缓解持续 2 周甚至更长时间。大多数患者在每次给药后约 1 小时内出现了短暂的口周刺痛或其他轻微不良反应，但有两名患者出现了躯干和步态运动不协调并在几天内得到了缓解。研究者最终得出结论，每次给药 30 μg，每天给药 2 次，连续给药 4 天镇痛效果较好，且毒性反应低。之后 2008 年，发表在 *Journal of Pain and Symptom Management* 杂志的另一项研究，在此给药基础上进行了 15 天或以上的镇痛作用观察 [12]。82 例患者被随机分配，77 例的结果用于数据分析，结果发现主动治疗组疼痛水平下降，数据表明尽管有积极的趋势，但两个治疗组并无统计学上的显著差异。研究者分析，出现这种原因可能是综合指标选定的错误。2011 年再次进行试验，进入试验的 45 例服用阿片类药物和其他镇痛药但仍有持续疼痛的患者，每天 2 次 30μg 河豚毒素皮下注射，持续 4 天。其中 41 例的数据可用于数据分析。结果显示，在不超过一半的患者身上观察到数天的累积镇痛效果，然后在数周的过程中逐渐消失。在超过 1 年的重复给药周期中，没有证据表明对镇痛效果有耐受性。该项研究结果 2011 年发表在 *Current Oncology* 杂志上 [13]。

在此之后 2017 年发表在 *Pain Research and Management* 杂志上的研究同样进行了多中心、随机、双盲、安慰剂对照、平行设计试验，患者随机接受皮下注射 TTX 30μg 或安慰剂，每天 2 次，两次治疗间隔至少 6 小时，连续 4 天。结果发现镇痛反应的平均持续时间为 56.7 天（TTX）和 9.9 天（安慰剂）。这项研究中 TTX 临床镇痛显著性效应大小为 16.2%，两者的差异不具有统计学意义 [14]。这可能是由于患者使用了高剂量的阿片类药物。但这项研究显示了 TTX 可作为持续中度至重度癌症疼痛患者镇痛的一种选择。

现阶段手术切除虽然是可以治愈肿瘤的首选方式，但对于复发、转移或不适合手术等情况的患者，放化疗还是其主要的治疗手段。而化疗可诱发神经病变疼痛（Chemotherapy induced neuropathic pain，CINP），常见化疗药物包括紫杉醇、铂类药物、长春新碱、沙利度胺和蛋白酶体抑制剂等都会造成周围神经病变，导致疼痛发生。CINP 常在第一次化疗后开始，常与化疗药累积剂量有关。这种疼痛是典型的刺痛或灼烧感，可以描述为"电感"。CINP 是可用于治疗癌症的化疗剂量的主要限制，并可严重影响日常生活，经常发展为痛苦的疼痛状态，严重影响患者的生活质量，而目前还没有被批准地针对 CINP 的疼痛疗法。

在 2016 年第 68 届美国神经病学学会年会上，WEX 公司分享了 TTX 治疗 CINP 的研究结果：TTX 在整个治疗队列中表现出的耐受性良好，其中一次 30μg，每天 2 次有希望可以在此方面得到良好疗效 [15]。

（2）神经病理性疼痛

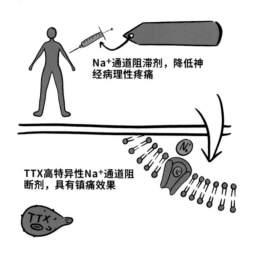

图 7-12 TTX 也可减低神经病理性疼痛

IASP 官方学术期刊 *PAIN* 在 2011 年首期发表了由 21 家单位署名的 "NeuPSIG guidelines on neuropathic pain assessment" 一文，并明确确定了神经病理性痛（NeuP）的新定义，翻译为："由躯体感觉神经系统的损伤或疾病而直接造成的疼痛"（原文 "pain arising as a direct consequence of a lesion or disease affecting the somatosensory system"）[16]。大鼠神经结扎模型、脊神经切断大鼠模型、紫杉醇 - 长春新碱诱发的神经病理性模型是实验室研究神经病理性疼痛的常用动物模型。

现有研究已经证明 [17]，全身或局部注射利多卡因（一种钠通道阻滞剂）可降低人类患者的神经病理性疼痛及神经病理性疼痛动物模型的神经病理性疼痛行为。这就表明，Na^+ 通道在神经病理性疼痛产生机制中起着重要作用。而 TTX 作为一种高特异性 Na^+ 通道阻断剂也可以表现出这种治疗效果。

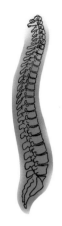

河豚毒素作用于其敏感的Na+通道亚型，从而阻碍了部分疼痛的产生与传导

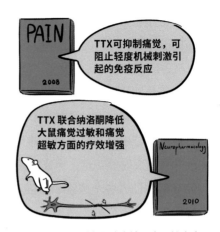

图 7–13 TTX 作用于其敏感的 Na$^+$ 通道亚型　　图 7–14 TTX 预防和治疗神经病理性疼痛

2000 年，*Brain Research* 杂志刊登了一篇相关研究 [18]，作者通过观察 TTX 对脊髓节段神经（L5）结扎模型的影响，验证损伤的背根神经节神经元中 TTX 敏感 Na$^+$ 通道的积累在周围神经损伤疼痛的产生的作用。数据表明，TTX 的应用剂量（12.5 ~ 50nM）远低于阻断疼痛动作电位传导的剂量时，在疼痛刺激时，足部退缩产生了疼痛阈值升高的现象，从而表现为同等刺激强度下足部退缩减少。这一实验现象表明，TTX 作用于一种 TTX 敏感的 Na$^+$ 通道亚型，从而阻碍了部分疼痛的产生与传导。

2008 年，*Pain* 杂志发表的一项研究发现，低剂量的 TTX 可用于预防和治疗紫杉醇诱导的神经病理性疼痛，并且 TTX 敏感的钠通道亚型在化疗诱导的神经病理性疼痛的发病机制中发挥作用 [19]。2010 年一项发表在 *Neuropharmacology* 杂志的研究使用大鼠神经结扎模型，发现急性和亚慢性肌内注射 TTX（1 ~ 6 mg/kg）可抑制坐骨神经结扎大鼠长达 3 小时的痛觉超敏和痛觉过敏；可阻止对神经损伤后足的轻度机械刺激引起的免疫性反应。但对眶下神经结扎大鼠模型仅具有中度有效性。且发现与单独使用 TTX 相比，TTX 联合纳洛酮在降低大鼠痛觉过敏和痛觉超敏方面的疗效增强，为使用 VGSCs 阻滞剂改善神经病理性疼痛的治疗开辟了新的前景 [20]。

（3）内脏痛

内脏痛发病机制极其复杂，它的病理生理机制还未完全研究阐明，可能是某些其他疾病的伴随症状，也可能是单纯的同行疾病。内脏痛的具体疼痛位置具有广泛性且难以准确感受、会产生牵涉痛、伴随自主或非自主反射等特点，导致对其研究落后于其他痛症。根据 2019 年研究数据，世界各个国家和地区，内脏痛的发病率可达 9% ~ 23%，已经严重影响人们的生活质量，故内脏痛的研究及治疗药物的开发十分重要。

2017 年 *Marine drugs* 杂志发表一项 TTX 治疗内脏痛的研究 [21]。研究者向小鼠结肠内滴注辣椒素和芥子油建立内脏特异性小鼠结肠化学刺激模型、腹腔内环磷酰胺诱发膀胱炎模型，观察皮下注射 TTX 剂量依赖性地抑制疼痛相关行为的数量。数据表明通过全身给药阻断 TTX 敏感的 Na^+ 通道，可能是一种潜在的治疗内脏疼痛的策略。

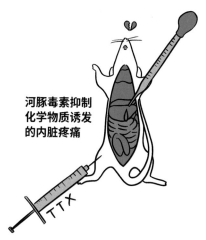

河豚毒素抑制化学物质诱发的内脏疼痛

图 7-15 TTX 抑制化学物质诱发的内脏疼痛

（4）烧伤疼痛

烧伤是由于热、化学物质、电、阳光或辐射对身体组织造成的损害。症状包括疼痛，随着烧伤程度的增加而增加，皮肤红肿、起泡、烧焦和发黑。烧伤伤口在治疗过程中会产生过度的疼痛，这对生活质量和康复有深远的影响。目前严重烧伤疼痛的管理主要是通过全身注射阿片类药物，极易导致意外和副作用，包括心脏、呼吸抑制，以及运动和认知功能下降。严重烧伤患者通常需要延长阿片类药物的使用，这可能导致药物耐受性、阿片类药物引起的痛觉过敏和依赖性等。

2015 年，*Neuroscience Letters* 杂志发表了一篇 TTX 在烧伤相关疼痛中的实验研究 [22]。建立大鼠皮肤全层热损伤疼痛模型，于热损伤 3 天后开始皮下注射 TTX，剂量为 $8\mu g/kg$，持续至热损伤后 7 天，每天 1 次。每天在 TTX 治疗后 60 分钟和 120 分钟时评估热痛觉过敏和机械性痛觉异常。结果显示，在测试的所有天数内，TTX 都显著减轻了热痛觉过敏现象，对机械性痛觉有显著性抑制作用，但效果较差。这些

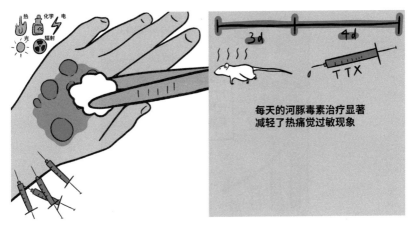

图 7-16 烧伤疼痛　　　　　图 7-17 TTX 替代阿片类治疗烧伤疼痛

结果就可以表明，TTX 可能可以作为一种有效的、快速作用的烧伤镇痛药物，可以取代或减少现有的阿片类镇痛药物的应用。

▶ 2. TTX 与海洛因和可卡因成瘾

长期吸食、注射海洛因会使人的身体健康和心理健康都受到极大的危害。据相关数据研究，海洛因吸食者发展到注射后，能戒断的成功率不足 3%。海洛因戒断综合征和随后的复吸是治疗海洛因成瘾的主要问题。即使在长时间戒毒之后，也可能诱导戒毒者使用毒品。目前，处方鸦片剂被用于治疗戒断症状的控制方式，但显然不是长久之计。一项发表在 *Pharmacology Biochemistry and Behavior* 杂志的研究进行了双盲、安慰剂对照试验，45 名海洛因依赖者肌内注射 $10 \mu g$ TTX，在戒断过程中他们对毒品的渴求和焦虑减少，且没有显著影响血压或心率[23]。在另一项涉及 126 名患者的双盲、安慰剂对照试验中，海洛因依赖者每天肌内注射 5 ~ $10 \mu g$ TTX，疗程 7 天，可明显减轻急性海洛因戒断症状，且安全性良好[24]。这表明，TTX 可能在减轻阿片类药物戒断症

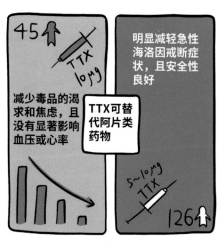

图 7-18 TTX 减轻海洛因戒断症状

状和防止复发方面有效。此外，TTX 也可能是阿片类药物治疗的替代品，因为实验数据表明它不会上瘾，而且公认的有效剂量不会造成心血管或神经系统风险。

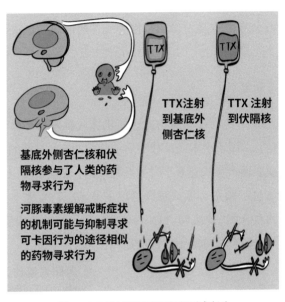

图 7-19 TTX 减弱可卡因初级寻求行为

可卡因是世界公认的迄今发现的成瘾性最强的药物，因而吸食可卡因比吸食海洛因等毒品还要容易上瘾。河豚毒素缓解海洛因戒断症状的机制可能与河豚毒素抑制实验大鼠寻求可卡因行为的途径相似。基底外侧杏仁核和伏隔核参与了人类的药物寻求行为。当摄入可卡因时，伏隔核被激活，基底外侧杏仁核的代谢变化与药物渴求相关。*Neuropsychopharmacology* 杂志报道的一项研究中，研究人员通过微量注射 TTX 暂时使双侧基底外侧杏仁核或伏隔核失活，来探究其对可卡因寻求行为的影响[25]。当注射到基底外侧杏仁核时，TTX 破坏了次级寻求行为（音调和光线，不含可卡因），但不影响初级寻求行为（可卡因）。当 TTX 被注射到伏隔核时，观察到相反的效果，减弱了初级寻求行为，却对次级寻求行为没有影响。在另一项研究中，在基底外侧杏仁核、前扣带回皮质或边缘下皮质失活后，双侧注射 TTX 降低了大鼠的可卡因药物渴求行为，对运动活动没有总体影响[26]。我国临床试验注册中心公布数据显示，TTX 作为戒毒药的研究已进入临床Ⅱ期阶段[27]。

▶ 3. TTX 与麻醉剂

麻醉剂是指用药物或非药物方法使机体或机体局部暂时可逆性失去知觉及痛觉，多用于手术或某些疾病治疗的药剂。早期的研究发现，TTX 对兔角膜表面产生长达 8 小时的麻醉效果，即使反复应用 24 小时，也没有全身毒性、眼部刺激或角膜增厚的迹象，TTX 也不妨碍受影响的角膜上皮的愈合[28]。这表明，TTX 可能是一种可行的角膜手术麻醉剂，尽管需要进一步研究以确定更广泛的适用性。

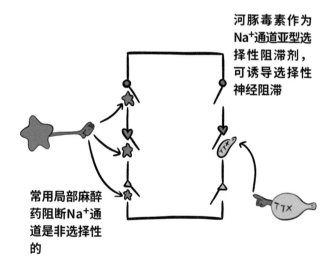

图 7-20 TTX 的局部麻醉作用

　　除了表面麻醉，TTX 已被证明是一种有效的局部麻醉药。常用的局部麻醉药（如利多卡因）对 Na+ 通道亚型的阻断是非选择性的，可能导致长时间的肌肉麻痹和血流动力学不稳定等不良事件。Na+ 通道亚型选择性阻滞剂可诱导选择性神经阻滞，避免这些有害影响，同时保持理想的麻醉效果。在一项刊登在 *Regional Anesthesia & Pain Medicine* 杂志上的研究中，研究人员发现河豚毒素敏感型 Na+ 通道亚型有助于低阈值感觉阻滞（如触觉）和运动阻滞[29]。

　　此外，TTX 与肾上腺素或丁哌卡因联合使用时效果更佳[30]。一项发表在 *Marine Drugs* 杂志的研究发现，肾上腺素使得 TTX 的半数致死剂量增加了 1/3；丁哌卡因复合用药虽然没有明显增加半数致死剂量，但是 TTX 的全身毒性再次降低，麻醉效力提高[31]。此外，当 TTX、丁

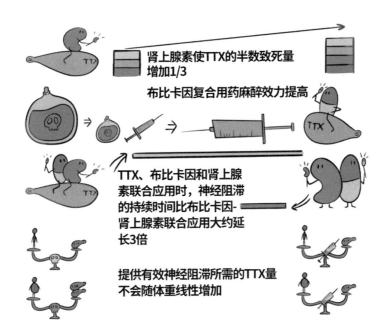

图 7-21 联合用药提高 TTX 麻醉效力

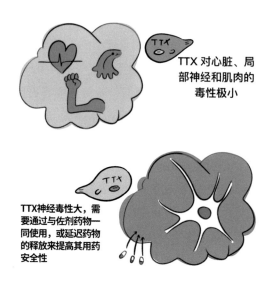

图 7-22 联合用药提高 TTX 麻醉安全性

哌卡因和肾上腺素联合应用时，神经阻滞的持续时间比丁哌卡因 – 肾上腺素联合应用大约延长 3 倍。与中毒剂量不同，提供有效神经阻滞所需的 TTX 量不会随体重线性增加。如果是这样，使用 TTX 作为人类麻醉剂的治疗指数可能要高得多。此外，与一般麻醉剂相比较，TTX 对心脏、局部神经和肌肉的毒性极小。但 TTX 神经毒性大，需要通过与佐剂药物（化学渗透促进剂、血管收缩剂、肾上腺素和传统局部麻醉剂）一同使用或延迟药物的释放来提高其用药安全性[32]。综上所述，TTX 在延长麻醉时间和减少副作用方面是有用的。

► 4. TTX 与抗肿瘤

肿瘤分为良性肿瘤和恶性肿瘤两大类，恶性肿瘤又分为癌和肉瘤。癌是指来源于上皮组织的恶性肿瘤；肉瘤是指间叶组织，包括纤维结缔组织、脂肪、肌肉、脉管、骨和软骨组织等发生的恶性肿瘤。在人

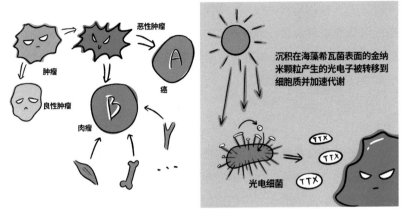

图 7-23 肿瘤分类与组织起源　　　　图 7-24 光电效应促进原位 TTX 产生

非小细胞肺癌细胞系中发现 NaV1.7 的过度表达促进了肺癌细胞的侵袭，TTX 可以减少 50% 的癌细胞侵袭，而不影响非侵袭性的野生型细胞。此外，在宫颈癌细胞的细胞膜和细胞质区域也发现了过度表达的 NaV1.6，表明 NaV1.6 在这种癌症的发展过程中可能起着重要作用[33]。此外，在一项刊登在 Nano Letters 上的研究中，研究人员发现光电细菌可以促进抗肿瘤治疗中河豚毒素的原位产生[34]。在光照条件下，沉积在海藻希瓦菌表面的金纳米颗粒产生的光电子被转移到细菌细胞质中并加速细胞代谢，从而增加用于抗肿瘤治疗的 TTX 的产生。光学控制的材料辅助微生物系统提高了细菌药物原位合成的效率，并提供了一种可以拓宽常规治疗边界的抗肿瘤策略。

　　除了这些体外研究，一些实验已经探索了在体内使用 TTX 作为抗癌药物。一项发表在 *Egyptian Journal of Biology* 的研究发现，两组瑞士白化小鼠被注射艾氏腹水癌细胞，给予 1/10 LD$_{50}$ TTX 的动物寿命延长率最高，为（46.6 ± 4.2）%；给予 1/20 LD$_{50}$ TTX 的动物寿命延长率为（26.7 ± 2.6）%[35]。在另一项研究中，雌性小鼠被注射艾氏腹水癌细胞，并接受 TTX 和阿霉素治疗[36]。阿霉素会产生严重的副作用，包括不可逆的退化性心肌病和心力衰竭。与其他治疗方法相比，TTX 本身对肿瘤重量和生存时间的影响更大，而且副作用更少，这表明 TTX 可能优于某些已有的抗肿瘤药物。

▶ 5. TTX 与抗心律失常

心脏的电路系统包括"总指挥"窦房结、中间的传导系统，以及电路下游的"小喽啰"。心律失常是一种常见的心脏病，其实就是心脏的"电路系统"出现了问题，如窦房结这个"总指挥"被篡夺，中间的电路系统短路或者最下游的的"小喽啰"干活过于积极，导致电路系统莫名其妙多出来一条电路，进而出现一系列具体的心律失常疾病，如房性心动过速、房性早搏、心房颤动、房室传导阻滞、室性早搏、室上性心动过速、室性心动过速等。心律失常可以发生在健康人群中，

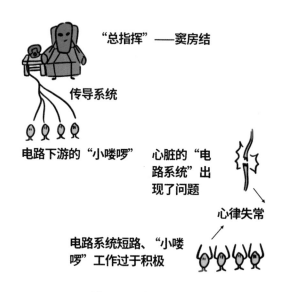

图 7-25 心脏的电路系统

但常常发生在心脏病患者和心力衰竭患者中，有的心律失常是无害的，并不需治疗；而有的心率失常严重影响生活质量，甚至引起死亡或猝死。据统计，中国每年约 60 万人死于心源性猝死，其中 90% 以上由恶性心律失常所致，但治疗选择是有限的。在一项刊登在 *Marine Drugs* 杂志上的研究中，研究人员探究了河豚毒素和利多卡因的组合制剂对恶性心律失常的影响[37]。实验数据显示，与单独使用河豚毒素或利多卡因相比，两者的组合制剂对 NaV1.5 具有更强的抑制作用，显著延迟了乌头碱引起的大鼠心律失常的发作并缩短了持续时间。该组合制剂避免了由心律失常引起的死亡，死亡率从 64% 降至 0，提供了开发有效治疗心律失常药物的新方法。河豚毒素敏感的神经元型 Na^+ 通道是预防心房颤动的新型药物靶点[38]。TTX 阻断钠离子通道后，使快反应细胞膜和心肌细胞

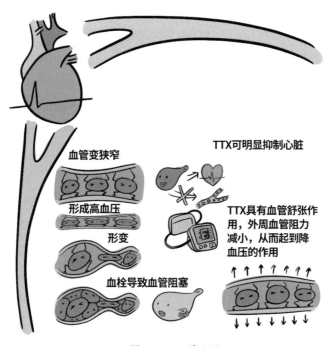

图 7-26 TTX 降血压

膜的最大除极速率显著降低，从而导致快反应组织的自律性降低，传导减慢、不应期延长，心率得到抑制，这可能是 TTX 抗心律失常的作用机制[39]。当然，TTX 未来如果作为心律失常的治疗手段，还需要更多大型研究及临床试验的验证。

▶ 6. TTX 与降血压

　　血压是指血液从心脏流经血管到达全身各处时对血管壁产生的压力。当血液不能很容易地通过全身，如病变使得血管变狭窄，血流的压力就会上升来保证血流通过，也就形成了高血压。我们将心脏比喻成水泵，血管比作水管，正常范围内的血压让水管中的水均匀稳定通过，一旦血压持续升高，首先高压水流会冲击水管，随着时间延长，不管是 PVC 水管还是金属管道，都会因为水压持续升高的刺激发生一定程度的形变，而对应的人体的血管会发生血管壁的增厚与血管内皮损伤最终发生血栓导致血管阻塞，进而可能会并发脑卒中与缺血性心脏病。一项发表在 *Journal of Pharmacology & Experimental Therapeutics* 杂志的研究发现，当 α 肾上腺素受体和 β 肾上腺素受体阻断剂存在时，TTX 具有血管舒张的作用，外周血管阻力减小，使得血压减低[40]。在培养的牛肾上腺髓质细胞，TTX 可以抑制肾上腺细胞释放儿茶酚胺。尽管腹腔注射极微量 TTX 不影响实验猴的收缩压和舒张压，但当微量的 TTX 与普萘洛尔合用时可短时降低舒张压；与盐酸维拉帕米合用时能降低收缩压和舒张压。此外，给实验兔和实验大鼠静脉注射 TTX 均能产生降压效果。离体血管及离体心脏实验证明，TTX 无直接扩张血管作用，但可明显抑制心脏，推测 TTX 的降压作用与抑制心脏作用有关[41]。河豚毒素有独特的降血压效果，可以考虑在临床上用来抢救高血压患者。

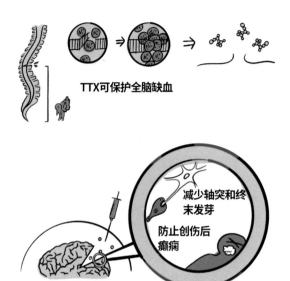

图 7-27 TTX 预防和治疗中风或心脏骤停

▶ 7. TTX 与治疗脑损伤和脊髓损伤

河豚毒素有望成为预防和治疗中风或心脏骤停患者脑损伤的治疗药物。一项发表在 *Annals of Neurology* 杂志的研究发现在神经皮质创伤后兴奋性过度的大鼠模型中,将 TTX 皮下注射到体内损伤部位,在伤后给药 2 ~ 3 天后具有治疗效果[42]。在创伤性脑损伤后使用 TTX 治疗似乎可以通过减少轴突和终末发芽,减少可能导致脑内回路过度兴奋的兴奋性连接来防止创伤后癫痫的发生。另有报道称[43],TTX 可以通过抑制 Na^+ 内流、防止毒性 Ca^{2+} 超载、防止兴奋毒性谷氨酸的释放,以及保护细胞能量储存发挥保护全脑缺血沙土鼠的作用。实验发现预处理 TTX 20 分钟可以剂量依赖性地阻止藜芦碱介导的神经元死亡,且剂量依赖性地抑制藜芦碱诱导的兴奋性氨基酸神经递质的释放。

脊髓损伤是脊柱损伤最严重的并发症，往往导致损伤节段以下肢体严重的功能障碍。脊髓损伤不仅会给患者带来身心双重伤害，还会给社会和家庭带来较大的经济负担，其预防、治疗和康复已经成为当今医学界的重要课题。一项发表在 *Journal of Neuroscience Research* 的研究发现脊髓损伤后钠离子的异常流入是导致白质丢失的原因，因而 Na^+ 通道有望成为帮助脊髓损伤后恢复的理想治疗靶点 [44]。这些结果强有力地支持了 TTX 具有通过保留白质促进脊髓损伤后功能恢复的潜力。

▶ 8. TTX 与失眠

失眠是指无法入睡或无法保持睡眠状态，导致睡眠不足。长期失眠会使得机体免疫力下降、记忆力衰退，甚至增加死亡风险。失眠虽然是生活中很常见的，但是我们一定要注意，它会引发很多的其他疾病，

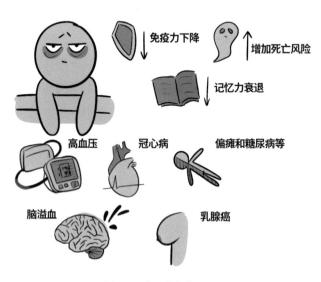

图 7-28 失眠的危害

如高血压、冠心病、脑溢血、乳腺癌、偏瘫和糖尿病等。脑桥核是脑桥内侧网状结构的主体，对快速眼动睡眠及其相关现象的产生具有重要意义。暂时钝化或可逆"损伤"大脑区域的方法允许检查阻断神经活动的即时效应。TTX 是一种钠通道阻滞剂，可暂时使神经元和神经束失活 12 小时，甚至更长时间。TTX 对大脑区域的失活作用在功能上被认为等同于电解损伤所产生的失活。一项发表在 *Brain Research* 杂志的研究表明 TTX 影响生物的睡眠 – 觉醒状态，有治疗失眠等睡眠问题的潜能 [45]，微量注射 TTX 至网状脑桥核和蓝斑核中考察自由行为大鼠睡眠情况。TTX 对网状脑桥核的灭活可以减少快速眼动睡眠时间和非快速眼动睡眠时间，对蓝斑核的灭活可以降低快速眼动睡眠时间的特异性，但对非快速眼动睡眠时间的影响较小。未来需要更深入的临床研究，进一步明确 TTX 对于失眠的治疗效果。

▶ 9. TTX 与皮肤病

早在古代《中华本草》中就已提及河豚鱼肝油外用涂敷有消肿解毒、散结镇痛的功能。而且我国最早在 20 世纪 80 年代就有河豚鱼油应用于临床治疗骨髓炎、结核性慢性窦道、经久不愈的溃疡创面、灼伤创面的记载，推测其具有抑菌消炎，促进局部血运的作用。以带状疱疹治疗为例，传统的西医治疗主要是使用抗病毒和营养神经的药物进行对症治疗。虽然可以在一定程度上减轻病症，但是也存在较大的副作用，其中后遗神经痛的发生率较高，存在比较大的局限性。2019 年一项国家专利发明的外用药组合物，将含有河豚毒素及其衍生物的河豚鱼肝油与中药成分相互配伍，通过神经阻滞联合外敷治疗可以对带状疱疹后神经痛患者起到显著的疗效 [46]。此外，该外用药还可以对外伤及外伤感染，久治不愈的皮肤顽疾。难以治愈的各种疔毒、痛、疽、脓、疱、疮、疥、癣、炎、痒等皮肤疾患产生一定的效果，具有良好的应用前景。

综上所述，到目前为止，河豚毒素的化学合成和生物合成仍然很困难，化学合成步骤多且反应条件苛刻，海洋细菌生物合成产量低且副产物较多，两者都难以工业化，无法合成大量的 TTX 来满足实际医学应用的需求。因此，河豚毒素主要还是从有毒河豚的卵巢和肝脏中提取纯化得到，但是大量捕杀野生河豚会对海洋资源造成严重的破坏，而且野生河豚的来源也不稳定，故急需提高河豚毒素的产量，以及探索生源合成途径以满足医学应用的用量需求。

此外，进一步研究 TTX 的治疗对象不能仅停留在动物模型，更应探索在患者治疗中的安全性和有效性。TTX 要成为一种广泛应用的治疗药物，其实施的主要障碍之一是该毒素跨越血脑屏障的不确定性。虽然许多研究声称河豚毒素不能通过血脑屏障，但是没有直接证据支持这一说法。因而，在继续研究河豚毒素作为治疗药物的潜力之前，还需要做更多的工作来了解河豚毒素穿透血脑屏障的能力。

随着对 TTX 治疗潜力的评估，优化给药的效果来提高药物的安全性和有效性将变得越来越重要。TTX 与血管收缩剂、局部麻醉剂和化学渗透促进剂共同使用时，治疗效果有显著改善；另外，当 TTX 被微粒和脂质体包裹在金纳米棒上时，降低了 TTX 全身毒性，给药的效果大大提高。TTX 已被证明是一个有前途的治疗剂，特别是在镇痛、抗肿瘤、缓解毒品戒断症状等方面。

四、展望

海洋面积占据了地球表面的 71%，某些海洋生态系统的生物多样性高于热带雨林，如珊瑚礁或深海海底。许多海洋生物为软体动物，不喜移动，它们拥有各自的"化学武器"来进行自我保护——进化出合成有毒化合物或从微生物中获取有毒化合物的能力，这些有毒化合物即海洋生物毒素，或帮助它们防御捕食者，或使竞争对手难以接近，或使猎物瘫痪[47]。海洋生物毒素结构的多样性预示着其功能的多样性。早在 20 世纪 60 年代，人类就已经有了"向海洋问药"的口号。海洋生物毒素的药用开发具有重要意义与巨大潜力，但它们的药用开发如同 TTX 一样，面临诸多困境。多肽类毒素是由基因直接编码的，其种类包括芋螺毒素、水母毒素、海蛇毒素和海胆毒素。多肽类毒素的代表性毒素芋螺毒素（conotoxins，CTXs）属于多肽类混合毒素，由芋螺的毒液管和毒囊内壁的毒腺分泌，作用靶点为多种神经离子通道受体。低剂量的芋螺毒素具有镇痛、抗肿瘤、抗病毒、抗癫痫等作用，FDA 于 2004 年批准了 Prialt，即齐考诺肽（ziconotide，ω-芋螺毒素 MVIIA）作为晚期癌症的镇痛药物[48]。高剂量的芋螺毒素则会引起器官麻木、呕吐、呼吸衰竭、记忆丧失等症状，重则死亡[49]。聚醚类毒素相对分子量较大，杂原子与碳原子的比例较高，结构新颖特殊，其种类包括岩沙海葵毒素（palytoxin，PLTX）、西加毒素（cigatoxin，CTX）。PLTX 是聚醚类毒素中的代表性毒素，其毒性机制为选择性作用于 Na^+-K^+-ATP 酶，使 Na^+ 通道不能关闭，从而加速了 Na^+ 内流与 K^+ 外流，引发细胞持续的去极化作用，引起心肌、平滑肌与骨骼肌的收缩作用，PLTX 对冠状动脉的收缩作用是血管紧张素 II 的 100 倍，是最强的冠状动脉收缩剂[50]。PLTX 不仅能引起食物中毒，还能引起接触性中毒，中毒症状为呼吸衰竭、运动失调、虚脱无力、嗜睡休克等[51]。"变毒为药"目前仍存在很多难以突破的瓶颈：人类对海洋生物的认识有限，包括毒素的来源尚不明确与产毒微生物的培养难以实现；海洋生物毒素在自然界中多以微量或痕量存在，难以大量生产；一种毒素往往含有多个手性中心，而且每种毒素伴随多种衍生物，新颖复杂的化学结构使毒素化学合成和优化改造难以实现[52]。近年来，化学技术与生物技术的发展为海洋生物毒素的资源化与产业化带来了新的启示，如 FDA 已经批准的齐考诺肽就是 ω−芋螺毒素的改造产物[48]。相信随着科学技术的发展，海洋生物毒素的分子作用机制会进一步明晰，生源合成途径也将被揭晓，分子设计与修饰也会走向成熟，海洋生物毒素终将"变毒为药"，成为治疗疾病的宝贵药库。

编写：储智勇、王梁华、孙铭娟、田雅婷、李园、杨成芳
绘图：石兼

参考文献

[1] Kitchen SA, Bourdelais AJ, Taylor AR. Interaction of a dinoflagellate neurotoxin with voltage-activated ion channels in a marine diatom[J].Peer J, 2018,6:e4533.

[2] 陈巧莉, 杨兵, 洪晴悦, 等. 海洋生物毒素的分类、毒害作用机制及检测技术研究进展 [J]. 食品科学, 2021, 42(5): 321-331.

[3] 李勇, 杨雁, 史清文, 等. 海洋毒素研究进展 [J]. 天然产物研究与开发, 2011, 23(3): 582-589.

[4] Lago J, Rodríguez L, Blanco L, et al. Tetrodotoxin, an Extremely Potent Marine Neurotoxin: Distribution, Toxicity, Origin and Therapeutical Uses[J].Mar Drugs, 2015,13(10):6384-6406.

[5] Suehiro M.[Historical review on chemical and medical studies of globefish toxin before World War II][J].Yakushigaku Zasshi,1994,29(3):428-434.

[6] Mosher HS, Fuhrman FA, Buchwald HD, et al. Tarichatoxin-Tetrodotoxin: A Potent Neurotoxin[J].Science,1964,144(3622):1100-1110.

[7] Lehman EM, Brodie ED, Brodie ED. No evidence for an endosymbiotic bacterial origin of tetrodotoxin in the newt Taricha granulosa[J].Toxicon,2004,44(3): 243-249.

[8] Nieto FR, Cobos EJ, Tejada MÁ, et al. Tetrodotoxin (TTX) as a Therapeutic Agent for Pain[J].Mar Drugs,2012,10(12):281-305.

[9] 于翠萍, 王长都, 安建雄, 等. 河豚毒素可能的镇痛机制及镇痛作用 [J]. 中国处方药, 2009(03):82-84.

[10]van den Beuken-van Everdingen MHJ, Hochstenbach LMJ, Joosten EAJ, et al. Update on Prevalence of Pain in Patients With Cancer: Systematic Review and Meta-Analysis[J].J Pain Symptom Manag,2016,51(6):1070-1090.

[11]Hagen NA, Fisher KM, Lapointe B, et al. An Open-Label, Multi-Dose Efficacy and Safety Study of Intramuscular Tetrodotoxin in Patients with Severe Cancer-

Related Pain[J].J Pain Symptom Manag,2007,34(2):171-182.

[12] Hagen NA, du Souich P, Lapointe B, et al. Tetrodotoxin for Moderate to Severe Cancer Pain: A Randomized, Double Blind, Parallel Design Multicenter Study[J].J Pain Symptom Manag,2008,35(4):420-429.

[13] Hagen NA, Lapointe B, Ong-Lam M, et al. A multicentre open-label safety and efficacy study of tetrodotoxin for cancer pain[J].Curr Oncol,2011,18(3): e109-e116.

[14] Hagen NA, Cantin L, Constant J, et al. Tetrodotoxin for Moderate to Severe Cancer-Related Pain:A Multicentre,Randomized,Double-Blind, Placebo-Controlled, Parallel-Design Trial[J].Pain Res Manag,2017,2017: 1-7.

[15] Goldlust S, Kavoosi M, Korz W. Tetrodotoxin (TTX) for Chemotherapy Induced Neuropathic Pain (CINP): A Randomized, Double-Blind, Dose-Finding, Placebo Controlled, Multicenter Study. American Academy of Neurology ,68th Annual meeting. Vancouver, BC, Canada, 2016.

[16] Haanpää M, Attal N, Backonja M, et al. NeuPSIG guidelines on neuropathic pain assessment[J].Pain,2011,152(1):14-27.

[17] 马露琳, 曹嵩, 李瑛. 利多卡因静脉输注治疗神经病理性疼痛研究进展 [J]. 遵义医学院学报,2018,41(06):773-776.

[18] Lyu YS, Park SK, Chung K, et al. Low dose of tetrodotoxin reduces neuropathic pain behaviors in an animal model[J].Brain Res, 2000,871(1): 98-103.

[19] Nieto FR, Entrena JM, Cend á n CM, et al. Tetrodotoxin inhibits the development and expression of neuropathic pain induced by paclitaxel in mice[J].Pain,2008, 137(3): 520-531.

[20] Kayser V, Viguier F, Ioannidi M, et al. Differential anti-neuropathic pain effects of tetrodotoxin in sciatic nerve- versus infraorbital nerve-ligated rats – Behavioral, pharmacological and immunohistochemical investigations[J]. Neuropharmacology, 2010, 58(2): 474-487.

[21] 邱欣彤, 史英武, 曹鹏, 等. 内脏痛的中枢传递与调控机制的研究进展 [J]. 神经解剖学杂志,2020, 36(01): 89-93.

262

[22] Salas MM, McIntyre MK, Petz LN, et al. Tetrodotoxin suppresses thermal hyperalgesia and mechanical allodynia in a rat full thickness thermal injury pain model[J].Neurosci Lett, 2015, 607: 108–113.

[23] Shi J, Liu T, Wang X, et al. Tetrodotoxin reduces cue–induced drug craving and anxiety in abstinent heroin addicts[J].Pharmacol Biochem BE, 2009, 92(4): 603–607.

[24] 吴萍, 孙艳, 李素霞, 等. 替曲朵辛治疗急性海洛因依赖戒断综合征的随机双盲临床试验 [J]. 中国药物依赖性杂志, 2015, 24(01): 18–22.

[25] Grimm JW, See RE. Dissociation of primary and secondary reward–relevant limbic nuclei in an animal model of relapse[J].Neuropsychopharmacology, 2000, 22(5): 473–479.

[26] McLaughlin J, See RE.Selective inactivation of the dorsomedial prefrontal cortex and the basolateral amygdala attenuates conditioned–cued reinstatement of extinguished cocaine–seeking behavior in rats[J].Psychopharmacology, 2003, 168(1–2): 57–65.

[27] 张善文, 黄洪波, 桂春, 等. 海洋药物及其研发进展 [J]. 中国海洋药物, 2018, 37(03): 77–92.

[28] Schwartz DM, Duncan KG, Fields HL, et al. Tetrodotoxin: anesthetic activity in the de–epithelialized cornea[J]. Graefes Arch Clin Exp Ophthalmol, 1998, 236(10):790–794.

[29] Wang X, Zhou C, Liang P, et al. Characterization of Specific Roles of Sodium Channel Subtypes in Regional Anesthesia[J].Region Anesth Pain M, 2015, 40(5): 599–604.

[30] Kohane DS, Yieh J, Lu NT, et al. A Re–Examination of Tetrodotoxin for Prolonged Duration Local Anesthesia. Anesthesiology[J].Anesthesiology, 1998(89):119–131.

[31] Berde CB, Athiraman U, Yahalom B, et al. Tetrodotoxin–bupivacaine–epinephrine combinations for prolonged local anesthesia[J].Mar Drugs,2011, 9(12):2717–2728.

[32] 李惠冬, 储智勇, 钱晓明, 等. 反毒为药: 精准控制河鲀毒素用作局部麻醉

药的新进展 [J]. 生物化学与生物物理进展 , 2021, 48(09): 1031-1041.

[33] Hernandez-Plata E, Ortiz CS, Marquina-Castillo B, et al.Overexpression of NaV1.6 channels is associated with the invasion capacity of human cervical cancer[J].INT J Cancer, 2012, 130(9): 2013-2023.

[34] Wang XN, Niu MT, Fan JX, et al. Photoelectric Bacteria Enhance the In Situ Production of Tetrodotoxin for Antitumor Therapy[J].Nano Lett,2021,21(10): 4270-4279.

[35] Fouda FM.Anti-tumor activity of tetrodotoxin extracted from the Masked Puffer fish Arothron diadematus[J].Egyptian Journal of Biology,2005,7:1-13.

[36] El-Dayem SMA, Fouda FM, Ali EHA, et al. The antitumor effects of tetrodotoxin and/or doxorubicin on Ehrlich ascites carcinoma-bearing female mice[J].Toxicol IND Health,2013,29(5):404-417.

[37] Hong B, He J, Le Q, et al. Combination Formulation of Tetrodotoxin and Lidocaine as a Potential Therapy for Severe Arrhythmias[J].Mar Drugs,2019, 17(12):685.

[38] Munger MA, Olǧar Y, Koleske ML, et al. Tetrodotoxin-Sensitive Neuronal-Type Na+ Channels: A Novel and Druggable Target for Prevention of Atrial Fibrillation[J].J Am Heart Assoc,2020,9(11):e015119.

[39] 李密 , 刘彦红 , 蔡志基 . 国产河豚毒素拮抗药物诱发的心律失常作用 [J]. 北京医科大学学报 ,1991(04):300.

[40] Kao CY, Nagasawa J, Spiegelstein MY, et al. Vasodilatory effects of tetrodotoxin in the cat[J].J Pharmacol Exp Ther, 1971, 178(1): 110-121.

[41] 徐英 , 张永鹤 , 库宝善 . 河豚毒素对钠通道的影响及其可能的镇痛机制 [J]. 中国药理学通报 ,2003,19(3):249-252.

[42] Graber KD, Prince DA. A critical period for prevention of posttraumatic neocortical hyperexcitability in rats[J].Ann Neurol,2004,55(6):860-870.

[43] Lysko PG, Webb CL, Yue TL, et al. Neuroprotective effects of tetrodotoxin as a Na+ channel modulator and glutamate release inhibitor in cultured rat cerebellar neurons and in gerbil global brain ischemia[J].Stroke,1994,25(12): 2476-2482.

[44] Rosenberg LJ, Wrathall JR.Time course studies on the effectiveness of tetrodotoxin in reducing consequences of spinal cord contusion[J].J Neurosci Res,2001,66(2):191–202.

[45] Sanford LD, Yang L, Tang X, et al. Tetrodotoxin inactivation of pontine regions: Influence on sleep–wake states[J].Brain Res, 2005, 1044(1): 42–50.

[46] 黄连生 . 外用药组合物及其制备方法 [P]:201910592904,2019–07–03.

[47] Haefner B. Drugs from the deep: marine natural products as drug candidates[J]. Drug Discov Today,2003,8(12):536–544.

[48] Smith MT, Cabot PJ, Ross FB, Robertson AD, Lewis RJ. The novel N–type calcium channel blocker, AM336, produces potent dose–dependent antinociception after intrathecal dosing in rats and inhibits substance P release in rat spinal cord slices[J].Pain,2002,96(1–2):119–127.

[49] 王承忠 , 蒋辉 , 戚正武 . 芋螺毒素研究进展 [J]. 生物化学与生物物理进展 ,2003, 30(4):23–25.

[50] Guennoun–Lehmann S, Fonseca JE, Horisberger JD, Rakowski RF. Palytoxin acts on Na(+),K (+)–ATPase but not nongastric H(+),K (+)–ATPase[J]. J Membr Biol, 2007,216(2–3):107–116.

[51] Hoffmann K, Hermanns–Clausen M, Buhl C, et al. A case of palytoxin poisoning due to contact with zoanthid corals through a skin injury[J].Toxicon, 2008,51(8):1535–1537.

[52] 陈冀胜 . 海洋生物毒素与海洋药物 [J]. 科学 ,2012,64(3):4.